实用临床儿科治疗学

殷丽红　著

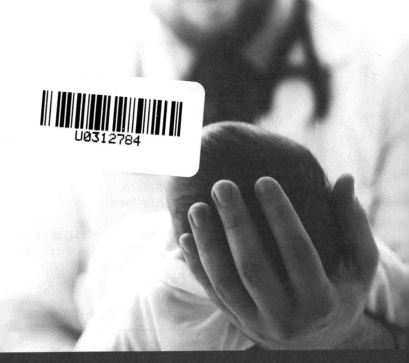

吉林科学技术出版社

图书在版编目（CIP）数据

实用临床儿科治疗学 / 殷丽红著. —— 长春：吉林
科学技术出版社，2018.4（2024.1重印）
ISBN 978-7-5578-3889-8

Ⅰ.①实… Ⅱ.①殷… Ⅲ.①小儿疾病－治疗学
Ⅳ.①R720.5

中国版本图书馆CIP数据核字(2018)第074963号

实用临床儿科治疗学

出 版 人　李　梁
责任编辑　孟　波　孙　默
装帧设计　李　梅
开　　本　787mm×1092mm　1/16
字　　数　230千字
印　　张　12
印　　数　1-3000册
版　　次　2019年5月第1版
印　　次　2024年1月第2次印刷

出　　版　吉林出版集团
　　　　　吉林科学技术出版社
发　　行　吉林科学技术出版社
地　　址　长春市人民大街4646号
邮　　编　130021
发行部电话/传真　0431-85635177　85651759　85651628
　　　　　　　　　　85677817　85600611　85670016
储运部电话　0431-84612872
编辑部电话　0431-85635186
网　　址　www.jlstp.net
印　　刷　三河市天润建兴印务有限公司

书　　号　ISBN 978-7-5578-3889-8
定　　价　75.00元
如有印装质量问题　可寄出版社调换
版权所有　翻印必究　举报电话：0431-85659498

前 言

　　随着现代科学技术的发展和医疗技术的进步，儿科疾病的诊疗技术有了突飞猛进的发展。为了进一步提高广大儿科临床医务工作者的诊疗水平，帮助儿科医师正确诊断及防治儿科各种疾病，作者结合自身的临床实践心得编写了这本《实用临床儿科治疗学》，奉献给广大读者。

　　全书基本涵盖了儿科各类常见及多发病，就呼吸系统、循环系统、消化系统、泌尿系统以及神经系统等疾病的内容展开论述。此外，还对新生儿疾病和儿科常见症状进行了简要的叙述。本书在编撰过程中，将科学的临床思维、渊博的医学知识及丰富的临床经验融汇合一，深入浅出、力求实用，尽可能的满足广大基层儿科医务工作者的临床需要。

　　尽管在本书编撰过程中，作者做出了巨大的努力，对稿件进行了多次认真的修改，但由于篇幅所限，加之编写经验不足，书中恐存在片面或不足之处，敬请广大读者不吝赐教，以期再版时完善。

目　　录

第一章　儿科常见症状

第一节　发热

体温超过正常范围高限称为发热，以腋表为准，按体温高低将发热分为：37.5～37.9℃为低热，38～38.9℃为中度发热，39～41℃为高热，≥41℃为超高热。发热是临床常见的疾病症状之一，也是许多疾病所共有的病理过程。

【病因】

按病因及发病机制可将发热分为以下几类。

1.致热原性发热　包括外源性和内源性两大类，是临床最常见的发热机制。感染性发热都是由各种病原体及其代谢产物、疫苗等外源性致热原引起，外源性致热原可诱导宿主细胞产生内源性致热原。一些非感染性疾病，如恶性肿瘤、创伤、手术、免疫性疾病、梗死等所引起的发热，是由于被损伤的细胞、组织坏死及异常细胞产生内源性致热原，从而引起发热。

2.机体产热过多　剧烈运动、哭闹、惊厥等均可引起发热。小婴儿摄入蛋白质过高，长时间摄入高热能饮食及甲状腺功能亢进等代谢增高的病人均可出现长期低热。

3.散热障碍　广泛性皮炎、烧伤、外胚层发育不良致汗腺缺乏，环境温度过高，新生儿衣被过厚均可引起发热。

4.体温调节功能异常　见于下丘脑体温中枢受累，如大脑发育不全，脑性瘫痪，颅脑损伤、出血，高钠血症、新生儿脱水热，催眠药中毒，暑热症等。

【鉴别诊断】

1.短期发热多由感染引起，常为自限性疾病，预后良好。通过仔细询问病史，注意各系统局部症状和体征，结合实验室检查，诊断通常多无困难。

2.发热超过2周称为长期发热，其病因非常复杂，有时又缺乏特异性症状体征，造成诊断困难。所以，对于长期发热诊断应详细收集病史、进行细致全面的体格检查、结合相应的实验室检查并观察患儿对治疗的反应等，最后才能做出判断。

以下重点阐述长期发热的鉴别诊断思路。

(1)热型往往对判断感染性疾病的病原种类有帮助。如稽留热和弛张热多见于严重的细菌感染,双峰热多见于大肠埃希菌及铜绿假单胞菌败血症,间歇热多见于疟疾,波浪热常见于布氏杆菌感染,要注意退热措施对热型的影响。

(2)年龄对发热的诊断很有帮助。新生儿期常见的发热原因有感染性疾病应考虑败血症、化脓性脑膜炎、新生儿肺炎、脐炎、新生儿皮下坏疽、新生儿脓疱病等。<3岁儿童长期发热应主要考虑感染性疾病、先天性疾病及肿瘤。>3岁的儿童长期发热应主要考虑感染性疾病、免疫相关性疾病、血液系统疾病及肿瘤等。

(3)发热的伴随系统症状常提示病变部位和病变性质:①伴咳嗽、咳痰、流涕、咽痛等症状应考虑上呼吸道感染;伴咳嗽、咳痰、胸痛、呼吸急促、呼吸困难、咯血等应考虑下呼吸道感染性疾病;伴潮热、盗汗、体重减轻等应留意结核感染。②伴腹痛应考虑慢性阑尾炎、腹膜炎、肠系膜淋巴结炎、胆囊炎、胰腺炎等;伴腹泻时应考虑感染性腹泻;伴恶心、呕吐、胃纳减少、便秘等,除了要考虑消化系统局部病因外,还要考虑全身性疾病在消化系统的表现,如慢性传染病、免疫缺陷病、消化系统自身免疫性疾病及恶性肿瘤等。③伴精神反应差、面色苍白、呼吸困难、水肿等应考虑心包炎、心内膜炎、心肌炎等。发热期间迅速出现周围循环衰竭或休克时,应注意感染性休克。④伴排尿哭闹,尿频、尿急、尿痛等尿路刺激症状,应考虑泌尿系感染;伴血尿、腰痛等应考虑泌尿系结石合并感染的可能;伴剧烈腰痛、脓尿、少尿,实验室检查提示蛋白尿、管型尿、氮质血症等要考虑肾乳头坏死等。⑤伴头痛、呕吐、肢体瘫痪、抽搐、意识障碍等需要考虑中枢神经系统感染、感染中毒性脑病、颅内肿瘤等;伴舞蹈症应考虑风湿热、狼疮性脑病等;伴下运动神经元瘫痪应考虑脊髓灰质炎、吉兰-巴雷综合征等。⑥伴关节肿痛、皮疹、眼红等症状,提示幼年特发性关节炎、系统性红斑狼疮、皮肌炎、结节性多动脉炎的可能等。⑦伴面色苍白、肝脾淋巴结肿大等,需考虑白血病、噬血细胞综合征、巨噬细胞活化综合征、恶性淋巴瘤等;伴茶色尿、黄疸、面色苍白等急性溶血表现合并急性肾衰竭表现,应考虑急性溶血尿毒综合征。⑧伴怕热、多汗、易饿、多食、消瘦等,提示甲状腺功能亢进。

(4)进行细致的体格检查对诊断有提示作用:①伴皮疹可见于各种出疹性疾病、败血症、伤寒、风湿免疫性疾病;伴皮肤瘀点、瘀斑时要注意流行性脑脊髓膜炎、败血症、感染性心内膜炎、流行性出血热、斑疹伤寒;伴黄疸可见于急性胆管炎、病毒性肝炎、肝脓肿及败血症等;长时间无汗提示脱水、中枢性或者肾性尿崩症、外胚层发育不良、家族性自主神经功能异常、阿托品中毒等。②伴淋巴结肿大常见于传染性单核细胞增多症、白血病、恶性淋巴瘤、转移癌、淋巴结结核等;局限性无痛性淋巴结肿大,质地坚硬且与周围组织粘连多提示其他部位恶性肿瘤转移,应注意寻找相应部位的原发肿瘤。③前囟膨隆提示颅内感染,前囟凹陷应考虑脱水等,伴结膜炎应重点考虑麻疹、川崎病、柯萨奇病毒感染、结核病、传染性单核细胞增多症等;眼球突出应考虑甲状腺功能亢进症、眶内肿瘤、眶内感染、Wegener 肉芽肿、其他血管炎综合征等,瞳孔不能收缩常提示下丘脑功能不全;无泪、角膜反射消失、舌面光滑、缺少舌乳头提示家族性自主神经功能异常,口腔可见鹅口疮提示免疫功能减退,需要考虑继发性和原发性免疫功能缺陷,咽部充血或伴有渗出提示化脓性扁桃体炎、传染性单核细胞增多症、巨细胞病毒感染、沙门菌病等。④甲状腺肿大提示甲状腺功能亢进。⑤心浊音界扩大、听诊心音遥远提示心包积液,听诊可到心包摩擦音提示心包炎等。肺部体格检查异常应注意肺部感染、肺结核,同时应考虑支气管异物或先天性呼吸道畸形伴感染等可能。胸骨压痛要注意白血病及骨髓炎。⑥伴腹痛应考虑慢性阑尾炎、结核性腹膜炎、亚急性化脓性腹膜炎、胆道感染等。⑦全身肌肉软弱提示皮肌炎、多发性动脉炎及其他神经肌肉性疾病等。⑧直肠指检异常提示盆腔深部脓肿、肉芽肿性结肠炎或溃疡性结肠炎等。⑨脑膜刺激征阳性、病理征阳性者应高度怀疑中枢神经系统感染、颅内占位性病变并感染等。

(5)经过必要的辅助检查可以明确和排除一些疾病,有助诊断。常规检查应该包括血、尿、粪便常规,C反应蛋白,红细胞沉降率,血培养,PPD试验,X线胸片,腹部B超等。<1岁的婴儿要注意查尿培养,<3个月及怀疑脑膜炎早期的病人应常规做腰椎穿刺进行脑脊液检查及培养。根据病例实际情况选择有关的特殊检查。

【治疗】

1.发热尤其是高热时会对机体带来一定的危害,应对每一病例具体分析,必要时给予对症治疗,同时应尽早明确病因,进行针对性治疗。

2.在有指征的情况下可合理选择抗菌药物。对于高度怀疑感染及重症病例,为避免延误病情,建议在进行了有效的病原学检查后,给予经验性的抗菌药物治疗,并根据病情变化及病原学检查结果适当调整治疗方案。滥用抗菌药物会使细菌培养阳性率下降,长期使用易导致药物热、混合感染等,干扰疾病诊断。

3.糖皮质激素对血液系统疾病、肿瘤以及风湿免疫性疾病均有明显的控制病情及稳定体温的作用,在明确诊断前使用有可能给今后的诊断带来巨大的困难,甚至漏诊误诊。因此,建议如非必需则尽量不用。而对于高度怀疑的疾病,但尚无确切病原学依据的情况下,可采取诊断性治疗,根据治疗效果进一步评价最初诊断的准确性。

第二节　呕吐

呕吐是由于食管、胃或肠道呈逆向蠕动,伴有腹肌、膈肌强力痉挛性收缩,迫使食管或胃内容物从口、鼻腔中涌出。严重呕吐可致婴儿呼吸暂停、发绀,反复呕吐常导致水、电解质和酸碱平衡紊乱。新生儿和婴儿易发生呕吐物吸入致吸入性肺炎。长期呕吐可致营养障碍。年长儿呕吐前常有恶心先兆及咽部、脘腹部不适感,伴头晕、流涎、出汗、面色苍白等症状。新生儿和婴幼儿呕吐前无恶心先兆,表现为烦躁不安、哈欠、面色苍白、拒奶等。

【病因】

呕吐是一种复杂的反射性动作。呕吐中枢位于延髓,邻近迷走神经核和呼吸中枢,呕吐中枢活动受大脑皮质控制。呕吐的常见病因如下。

1.消化系统疾病

(1)消化道感染性疾病:①急性胃肠炎;②急性细菌性痢疾;③病毒性肝炎;④胆道蛔虫病;⑤急性阑尾炎;⑥口腔溃疡、鹅口疮。

(2)消化道梗阻:①先天性消化道畸形,包括先天性食管闭锁、贲门失弛缓、先天性肥厚性幽门梗阻、先天性肠闭锁、肠旋转不良、先天性巨结肠、胎粪性腹膜炎、环状胰腺、肛门狭窄;②肠梗阻及胎粪性肠梗阻;③肠系膜上动脉综合征。

2.中枢神经系统疾病　①中枢神经系统感染性疾病;②占位性病变;③颅脑损伤;④新生儿颅内出血;⑤周期性呕吐。

3.其他系统疾病　①呼吸系统;②泌尿系统。

4.代谢障碍及体内毒素刺激　①糖尿病酮症酸中毒;②尿毒症;③低钠血症;④急性全身性感染;⑤β-酮硫解酶缺乏症;⑥急性中毒。

5.其他因素　①吞咽羊水或母血;②青光眼、屈光不正;③鼻窦炎、梅尼埃病;④晕车、晕船;⑤幽门痉挛;⑥神经官能性呕吐。

【鉴别诊断】

结合发病年龄、起病缓急、呕吐和饮食的关系、伴随症状和体征,以及必要的实验室所见,作出综合分析来下诊断。

1.2周以内的新生儿　呕吐的常见原因如下。

(1)吞咽羊水或母血:出生后当天或次日多次呕吐,将羊水污染的胃内容物吐净后可自行缓解,一般情况良好。

(2)胃扭转:上消化道造影可协助诊断。

(3)食管闭锁或狭窄:出生后每于喂水或喂奶后即呕吐,奶液未经消化,若合并食管气管瘘,喂食时还可出现呛咳或窒息。

(4)肠闭锁:回肠闭锁多见,出生后 24h 出现肠梗阻体征、频繁呕吐、呕吐物可带胆汁,且伴上腹胀,出现胃、肠型,没有正常胎粪。

(5)肛门或直肠闭锁:出生后无胎粪,24~36h 后出现呕吐或腹胀,呕吐物可混有胎粪、腹胀严重不能缓解,仔细检查肛门和直肠可协助诊断。

(6)胎粪性肠梗阻:多于出生时即开始呕吐和腹胀。

(7)胃或肠旋转不良:出生后 1 周内或各年龄发病,经常呕吐是常见症状。

(8)先天性巨结肠:起病较早、较重者,出生后 1 周以内由于无大便,出现肠型、腹胀和呕吐。

(9)脑部产伤:新生儿颅内出血、硬脑膜下血肿、窒息等,呕吐在出生后不久发生,多为喷射性,常伴尖叫、发绀、惊厥、昏迷等,常有难产或窒息史。

2.婴幼儿时期　呕吐的常见原因有以下几种。

(1)肥厚性幽门狭窄:呕吐为喷射性,多于出生后第 3 周开始加重,几乎每次喂奶后不久即呕吐,呕吐物不含胆汁,腹部可触及肥大幽门部。

(2)幽门痉挛:呕吐症状与幽门狭窄相似,但一般发病较早,腹部无肿块,解痉治疗可好转。

(3)喂养不当:多见于人工喂养儿,喂奶过急、吞入大量气体易引起呕吐。

(4)感染或败血症中毒状态:如咽炎、化脓性中耳炎、支气管炎、肺炎、败血症等。

(5)中枢神经系统疾病:如化脓性脑膜炎、硬脑膜下积液或血肿、脑积水等,呕吐常伴惊厥、昏迷,脑脊液检查可协助诊断。

(6)肠套叠:阵发性呕吐、剧烈哭闹,随之出现果酱样便。

(7)食管裂孔疝:食管造影可协助诊断。

(8)贲门痉挛:呕吐时轻时重,多见于进食后不久。

(9)急性中毒:如药物、食物中毒等。

3.学龄前及学龄期儿童　呕吐的常见原因如下。

(1)感染:胃肠道感染最常见,如急性胃肠炎、传染性肝炎;其他如呼吸道、泌尿道感染及中耳炎等。

(2)急腹症:阑尾炎、肠梗阻、肠套叠、腹膜炎等。

(3)中枢神经系统疾病:如化脓性脑膜炎、脑炎、颅内占位性病变、脑积水等,呕吐常伴头痛、惊厥、昏迷等。

(4)再发性呕吐:女孩多见,突发呕吐不止,迅速引起水和电解质紊乱。

(5)代谢障碍:如代谢性酸中毒、尿毒症、解酮障碍、糖尿病酮症酸中毒等。

(6)各种中毒。

(7)肠蛔虫症:常伴腹痛,有吐出或便出蛔虫史。

【治疗】

1.积极处理原发病:如因肠道内外感染者应控制感染。消化道畸形者或机械性肠梗阻应及时外科手术解除梗阻。停用引起呕吐的药物。纠正不恰当的喂养方法。急性中毒者应及时洗胃。

2.严密观察病情,记出入量,注意呕出物及大便的性状。注意体位,多采取头高、右侧卧位或平卧位,呕吐小儿头侧向一边,以防误吸。呕吐剧烈者或疑为外科性疾病应暂时禁食。对新生儿吞咽羊水所致的呕吐可用1‰碳酸氢钠溶液或清水洗胃。

3.可酌情使用解痉药(如阿托品、颠茄合剂)、镇静药(如氯丙嗪、异丙嗪、苯巴比妥)。甲氧氯普胺有中枢镇吐作用。外科性疾病如机械性肠梗阻、肠穿孔腹膜炎等致的呕吐,上述药物应慎用。有水、电解质及酸碱失衡者应静脉补液给予纠正。明显腹胀者应行胃肠减压。

第三节　厌食

厌食是以儿童长时间食欲缺乏或减退为主的一类症状。临床多见纳呆、挑食、偏食、不思饮食或拒食,初起时无精神及全身症状,久则伴有面黄肌瘦、神疲乏力、烦躁多汗、体弱多病及生长发育缓慢,多见于1~6岁儿童。

【诱因】

诱因较复杂,可归纳为以下几类。

1.器质性疾病

(1)感染性疾病:如结核病,急、慢性肝炎,急、慢性胃肠炎,肠道寄生虫,幽门杆菌感染,神经系统感染,败血症等。

(2)消化道疾病:消化性溃疡、胃食管反流、肝衰竭、原发性肠吸收不良综合征、长期便秘等都可引起厌食。

(3)代谢与内分泌疾病:如甲状腺功能减退、肾上腺皮质功能减退、各种酸中毒、乳糖吸收不良和乳糖不耐受等。

(4)肾的疾病:急、慢性肾炎,肾病综合征,肾衰竭,尿毒症等,尤其是长期低盐饮食时,可导致食欲缺乏。

(5)食物过敏:部分对食物过敏的婴幼儿仅表现为厌食,可伴有腹泻。

(6)其他:如中枢神经系统疾病,心功能不全、贫血、长期口腔科疾病等。

2.营养性疾病 微量元素缺乏或过量、多种维生素缺乏等是引起厌食的常见原因。

(1)微量元素缺乏

①锌:缺锌可导致多种酶的活性下降,引起口腔黏膜增生及角化不全,半衰期缩短,易于脱落,大量脱落的上皮细胞掩盖和阻塞舌乳头中的味蕾小孔,出现味觉迟钝,食欲减退甚至厌食。

②硒:硒缺乏可引起味觉异常导致厌食。

③铁:铁缺乏除会引起缺铁性贫血外,还导致含铁的细胞素酶和其他含铁酶的活性下降,从而引起代谢障碍,出现食欲缺乏、舌乳头萎缩、胃酸分泌减少及小肠黏膜功能紊乱。

④其他:钙是构成骨骼、牙齿的重要成分,对保持肌肉和神经系统的兴奋性有重要作用。而铜主要参与机体氧化还原反应,对儿童智力及内分泌功能都有重要意义。

(2)微量元素过量:如高血铅使胃肠道功能紊乱而致食欲下降,且厌食程度的高低与血铅水平存在一定关系。

(3)B族维生素缺乏:B族维生素是食物释放能量的关键,参与体内糖、蛋白质和脂肪的代谢。B族维生素缺乏可导致肠蠕动减慢,食欲降低。

3.神经性厌食 是以患儿主动拒食,致体重明显减轻,常引起严重的营养不良、代谢和内分泌障碍,可伴有间歇性发作性多食。对"肥胖"的强烈恐惧和对体形、体重过度关注是此类患儿临床症状的核心。神经性厌食症主要发生于青少年女性,其病因较复杂,涉及遗传、社会与文化、下丘脑功能、家庭与心理等因素。

4.药物影响 明显抑制食物摄取的药物如:①治疗儿童多动症的苯丙胺、哌甲酯(利他林),可使儿童食欲缺乏,纳食呆滞。②亚硝脲类、氮芥类抗肿瘤药可引起患者严重恶心、呕吐、厌食。③一些抗生素如红霉素、氯霉素、林可霉素、磺胺类药物容易引起恶心、呕吐,导致厌食。④某些中草药如石膏、知母、大黄、黄柏、黄芩苦寒败胃,熟地黄滋腻碍胃,都可抑制食欲。广东地区长期给小儿服用"凉茶"可导致小儿胃肠功能减退出现厌食。⑤服用过多的钙剂、维生素A或维生素D,也可出现食欲减退和厌食现象。

5.喂养不当 喂养不当是目前儿童厌食最突出、最常见的原因。

（1）泥糊状食物添加不合理：包括添加时机不合理，如添加过早或添加过晚、添加方法或方式不合理等均可导致后期的厌食及影响儿童生长发育。

（2）营养行为不当：包括暴饮暴食、饭前吃零食、饮食无规律、大量高营养品（高蛋白和高糖）、过量冷饮或饮料、边吃边玩或边吃边看电视、强迫进食等。

（3）营养气氛不好：包括家庭就餐环境压抑、紧张、焦虑、吵闹甚至有些家长经常在就餐时打骂训斥孩子。

6.气候因素　天气过热或湿度过大，可影响胃肠功能，降低消化液分泌、消化酶活性降低、胃酸减少等，致消化功能下降引起厌食。

【病史】

需详细询问病史，特别强调喂养史、过去史、个人史及家族史，包括出生胎龄、出生体重和身长、母乳喂养情况、配方奶粉喂养情况、何时转换食物、出牙月龄、疾病及治疗情况、家族有无遗传性疾病等。

【临床表现】

1.症状　有无发热、恶心、呕吐、腹痛、腹泻、便秘、盗汗、睡眠不安、夜惊、易醒、注意力不集中、烦躁、疲倦乏力等不适。

2.主要体征　包括体重、身长（或身高），皮褶厚度，生命体征，皮肤颜色，毛发，口腔、心肺腹、四肢及神经系统等检查。

3.膳食调查　可通过询问法或食物频率法等对患儿进行膳食调查，了解每日所摄入营养素的质与量，并调查营养素的摄入方式与方法、喂养环境、营养行为等。

4.营养评估　通过人体测量、人体成分测定、各种营养素的状况评价及临床检查等结果，综合判定营养状况，并明确是否存在营养不良以及营养不良的类型及程度。

【辅助检查】

1.血、尿、粪常规：明确是否存在血尿或蛋白尿、便血以及贫血等。如胃肠道出血时胃管内抽出咖啡样物质及粪便隐血试验阳性，血红蛋白水平降低。

2.血清电解质、血糖、血气分析、血浆渗透压反映机体内环境是否平衡。

3.肝肾功能、血清心肌酶谱等监测全身各脏器功能损伤程度，免疫球蛋白和补体检测评价免疫功能。

4.营养生化指标：如总蛋白、白蛋白、前白蛋白、视黄醇结合蛋白、微量元素检测（明确是否存在缺锌、缺铁、高铅等）、维生素 D、骨碱性磷酸酶等。

5.内分泌检查：如甲状腺功能、血浆皮质醇、尿 17-羟类固醇、生长激素、生长抑素、胰高血糖素、瘦素、神经肽 γ 等。

6.营养代谢组学检测:通过代谢组学研究平台检测小分子的营养物质如氨基酸、类脂、维生素等,从整体的角度评估个体的饮食习惯、营养状况及不同的食物成分等与慢性疾病的发生之间的关系,研究探索体内代谢途径的改变。

7.特殊检查:如骨龄检测、骨矿物化程度检测(包括超声骨密度、双能 X 线吸收测定、定量 CT 测定等)、纤维胃镜检查是早期确诊应激性溃疡的主要方法、腹胀伴或不伴腹痛者可行 X 线片(腹腔内有游离气体时提示溃疡穿孔)、超声图像等。

【诊断流程】

对于儿童厌食,必须分清是否由于器质性疾病引起,是否存在药物影响,是否存在微量元素不平衡或内分泌激素紊乱;同时,还要调查患儿喂养史、个人史、家庭和托儿所及学校环境,有无不良精神刺激与不良的饮食卫生习惯等;结合膳食调查与营养评估,以明确病因。

【鉴别诊断】

1.慢性器质性疾病　包括慢性肠炎、慢性胃炎、消化性溃疡病、结核病、慢性肝炎等,通过询问病史、体格检查以及相应的实验室检查,鉴别诊断不难。

2.肠吸收不良综合征　包括原发病和吸收不良两方面的症状。临床表现有腹泻、消瘦、维生素和矿物质缺乏。实验室检查示贫血,总蛋白、白蛋白减低,血清铁、维生素 B_{12}、叶酸等减低,胃肠 X 线透视示小肠吸收不良表现,小肠吸收功能检查包括脂肪吸收试验、糖类吸收实验、蛋白质和维生素 B_{12} 吸收试验等阳性结果,D-木糖试验检测黏膜的完整性以及小肠黏膜活检提供病因学诊断。

3.缺铁性贫血　任何年龄均可发病,以 6 个月至 2 岁最多见。发病缓慢,常见临床表现有皮肤、黏膜苍白,易疲乏或烦躁不安,年长儿可诉头晕,少数患儿有异食癖(如嗜食泥土、墙皮、煤渣等),肝、脾可轻度增大,明显贫血时心率增快等。根据病史特别是喂养史、临床表现和血象呈小细胞低色素性贫血的特点,一般可作出初步诊断。进一步做有关铁代谢的生化检查(血清铁蛋白、血清铁、总铁结合力)有确诊意义。必要时可做骨髓检查。用铁剂治疗有效。

4.锌缺乏　主要表现为食欲缺乏、厌食、异嗜癖,生长发育迟缓、体格矮小、免疫功能降低、皮肤粗糙、皮炎,地图舌、反复口腔溃疡、伤口愈合延迟、视黄醛结合蛋白减少而出现夜盲、贫血等。实验室检查提示血清锌降低。

5.高铅血症铅　中毒的症状在任何血铅水平都可以发生,其症状多为非特异性。高铅血症的临床表现有神经系统症状如易激惹、多动、注意力缺陷、攻击行为、反应迟钝、嗜睡、运动失调,严重者有狂躁、谵妄、视觉障碍,甚至出现头痛、呕吐、惊厥、昏迷等铅性脑病的表现;免疫功能下降易致感染;消化系统症状如腹痛、便秘、腹泻、恶心、呕吐等;血液系统如小细胞低色素性贫血等。亚临床性铅中毒主要影响儿童的智能行为发育和体格生长。实验室检测提示高血铅。

6.**甲状腺功能减退症** 甲状腺功能减退症的症状出现的早晚及轻重程度与残留甲状腺组织的多少及甲状腺功能减退的程度有关。先天性无甲状腺或酶缺陷患儿在婴儿早期即可出现症状,甲状腺发育不良者常在生后3～6个月时出现症状,亦偶有数年之后才出现症状。主要临床特征包括智能落后、生长发育迟缓和生理功能低下。甲状腺功能减退症包括先天性甲状腺功能减退症和地方性甲状腺功能减退症。根据典型的临床表现和甲状腺功能测定,诊断不困难。但在新生儿期不易确诊,应对新生儿进行群体筛查。

7.**肠道寄生虫病** 肠道寄生虫病是儿童时期最常见的一类疾病,包括蛔虫病、蛲虫病、钩虫病和绦虫病等。常见临床表现有贫血、消化不良、营养不良、胃肠功能失调、生长发育障碍、异食癖等。根据病史、临床表现以及实验室检查(如血常规示嗜酸性粒细胞增多、粪便中查到虫卵)便可确诊。

8.**喂养不当** 包括泥糊状食物添加不合理,添加时机过早或过晚、添加方法或方式不合理;营养行为不当如暴饮暴食、饭前吃零食、饮食无规律、大量高营养补品、过量冷饮或饮料、边吃边玩或边吃边看电视、强迫进食;营养气氛不好如家庭就餐环境压抑、紧张、焦虑、吵闹或家长经常在就餐时打骂、训斥孩子等。

【治疗】

小儿进食过程是一个复杂的行为,受到生理、心理、社会各种因素的影响,与家长素质、观点、行为有着密切关系。因此,对儿童厌食应采取预防为主、防治结合、中西医并举的综合治疗措施。

1.**明确病因、治疗原发病** 包括是否存在慢性病,根据缺锌、缺铁或高铅给予补锌、补铁或驱铅治疗。

2.**膳食指导** ①结合生理成熟度,及时、科学、合理地添加泥糊状食物;②坚持"八字"原则:自然食物＋均衡膳食(不偏食、不挑食,节制零食和甜食,不随意进补、少喝饮料等);③创造良好的营养气氛:如轻松愉快的就餐环境,不要打骂、威胁,恐吓、强迫进食。

3.**行为矫正** 包括饭前不要吃零食,不要边吃边玩、边吃边看电视,吃饭时间控制在15～20min,不要超过30min。

4.**其他措施** 包括适当运动(尤其是有氧运动,如游泳、跑步、骑自行车等)和保证充足的睡眠(包括睡眠时间与睡眠质量)。

第四节 黄疸

黄疸是由于血清中胆红素升高致使皮肤、黏膜和巩膜发黄的症状和体征。正常血清总胆红素(TB)为 $1.7\sim17.1\mu mol/L(0.1\sim1mg/dl)$,其中 80% 为未结合(即间接)胆红素(UCB)。胆红素在 $17.1\sim34.2\mu mol/L(1\sim2mg/dl)$,临床不易察觉,称为隐性黄疸,超过 $34.2\mu mol/L(2mg/dl)$ 时出现临床可见黄疸,称为显性黄疸。

【病因】

1.溶血性黄疸 凡能引起溶血的疾病都可产生溶血性黄疸。具体分类如下。

(1)先天性溶血性贫血:如珠蛋白生成障碍性贫血(地中海贫血)、遗传性球形红细胞增多症。

(2)后天性获得性溶血性贫血:如自身免疫性溶血性贫血、新生儿溶血、不同血型输血后的溶血以及蚕豆病、伯氨喹、蛇毒、毒蕈、阵发性睡眠性血红蛋白尿等引起的溶血。

2.肝细胞性黄疸 各种使肝细胞严重损害的疾病均可导致黄疸发生,如病毒性肝炎、肝硬化、中毒性肝炎、钩端螺旋体病、败血症等。

3.胆汁淤积性黄疸 胆汁淤积可分为肝内性胆汁淤积或肝外性胆汁淤积。肝内性胆汁淤积又可分为肝内阻塞性胆汁淤积和肝内胆汁淤积,前者见于肝内泥沙样结石、癌栓、寄生虫病(如华支睾吸虫病)。后者见于病毒性肝炎、药物性胆汁淤积(如氯丙嗪、甲睾酮和口服避孕药等)、原发性胆汁性肝硬化、妊娠期复发性黄疸等。肝外性胆汁淤积可由胆总管结石、狭窄、炎性水肿、肿瘤及蛔虫等阻塞所引起。

4.先天性非溶血性黄疸 系由肝细胞对胆红素的摄取、结合和排泄有缺陷所致的黄疸,本组疾病临床上少见。

(1)日尔贝综合征:系由肝细胞摄取未结合胆红素功能障碍及微粒体内葡萄糖醛酸转移酶不足,致血中未结合胆红素增高而出现黄疸。这类病人除黄疸外症状不多,肝功能也正常。

(2)杜宾约翰逊综合征:系由肝细胞对结合胆红素及某些阴离子(如靛青绿、X线造影剂)向毛细胆管排泄发生障碍,致血清结合胆红素增加而发生的黄疸。

(3)克里格勒-纳贾尔综合征:系由肝细胞缺乏葡萄糖醛酸转移酶,致未结合胆红素不能形成结合胆红素,导致血中未结合胆红素增多而出现黄疸,本病由于血中未结合胆红素甚高,故可产生胆红素脑病,见于新生儿,预后极差。

(4)罗托综合征:系由肝细胞对摄取未结合胆红素和排泄结合胆红素存在先天

性缺陷致血中胆红素增高而出现黄疸。

【鉴别诊断】

1.根据疾病特点及相关检查 溶血性黄疸一般黄疸程度较轻,慢性溶血者黄疸呈波动性,临床症状较轻,诊断无大困难。肝细胞性黄疸与胆汁淤积性黄疸鉴别常有一定困难,胆红素升高的类型与血清酶学改变的分析最为关键。应特别注意直接胆红素与总胆红素的比值,胆汁淤积性黄疸比值多在 60%以上,甚至高达80%以上,肝细胞性黄疸直接胆红素与总胆红素的比值则偏低,但两者多有重叠。血清酶学检查项目繁多,前者反映肝细胞损害的严重程度(谷丙转氨酶、谷草转氨酶等),而后者反映胆管阻塞(碱性磷酸酶、5'-核苷酸酶和 γ-谷氨酰转肽酶),但两者亦有重叠或缺乏明确界线。因此,需要在此基础上选择适当的影像学检查、其他血清学试验甚至活体组织学检查等检查措施。

2.根据伴随症状 伴随症状对黄疸病人的鉴别诊断有重要意义。

(1)黄疸伴发热见于急性胆管炎、肝脓肿、钩端螺旋体病、败血症、大叶性肺炎。病毒性肝炎或急性溶血可先有发热尔后出现黄疸。

(2)黄疸伴上腹剧烈疼痛者可见于胆道结石、肝脓肿或胆道蛔虫病;右上腹剧痛、寒战高热和黄疸为夏科三联征,提示急性化脓性胆管炎。持续性右上腹钝痛或胀痛可见于病毒性肝炎、肝脓肿或原发性肝癌。

(3)黄疸伴肝大,若轻度至中度肿大,质地软或中等硬度且表面光滑,见于病毒性肝炎、急性胆道感染或胆道阻塞。明显肿大,质地坚硬,表面凹凸不平有结节者见于原发性或继发性肝癌。肝大不明显,而质地较硬且边缘不整,表面有小结节者见于肝硬化。

(4)黄疸伴胆囊肿大者,提示胆总管有梗阻,常见于胰头癌、壶腹癌、胆总管癌、胆总管结石等。

(5)黄疸伴脾大者,见于病毒性肝炎、钩端螺旋体病、败血症、疟疾、肝硬化、各种原因引起的溶血性贫血及淋巴瘤等。

(6)黄疸伴腹水者见于重症肝炎、肝硬化失代偿期、肝癌等。

【治疗】

1.针对病因,治疗原发病。

2.药物保肝退黄治疗:葡醛内酯(肝泰乐)、维生素、苯巴比妥、肾上腺皮质激素等。

3.支持治疗:维持水、电解质及酸碱平衡,保持热量和营养。

第五节　尿频

生理状态下排尿频率有年龄差异。正常新生儿出生后几天每日排尿 4～5 次；1 周后排尿可增至 20～25 次；1 岁时每日排尿 15～16 次；学龄期每日排尿 6～7 次。单位时间内排尿次数明显超过上述各年龄段正常范围时称为尿频。尿频可分为生理性尿频和病理性尿频。如饮水过多、精神紧张或气温降低所致的尿频，属生理性尿频；如因泌尿生殖系统病变等原因所致的尿频，则属病理性尿频。尿频若伴有尿急、尿痛及排尿不尽，则称为尿路刺激征或膀胱刺激征。

【病因】

按病因及发病机制，可将尿频分以下几类：①多尿性尿频（尿量增多）；②刺激性尿频（膀胱壁受刺激）；③容量性尿频（膀胱容量减少）；④神经性尿频（神经源性）。尿频的常见病因及临床分类如下。

1.多尿性尿频

(1)内分泌性疾病：如中枢性尿崩症、醛固酮增多症、甲状旁腺功能亢进症、糖尿病。

(2)肾病：如肾性尿崩症、肾小管酸中毒、肾性糖尿病、肾性氨基酸尿、抗维生素 D 佝偻病、巴特综合征、失盐性肾病、慢性肾炎、慢性肾衰竭、肾髓质囊性病。

(3)精神及神经性疾病：如精神性多饮、家族性间歇多尿综合征。

2.刺激性尿频

(1)感染性：如尿道炎，尿道口炎，尿道憩室炎，膀胱炎，肾盂肾炎，肾积脓，早期肾结核；邻近器官感染影响，如结肠、直肠及阑尾的炎症、脓肿、肿瘤等，阴道炎。

(2)非感染性：泌尿道疾病，如间质性膀胱炎、膀胱结石及异物、肿瘤；化学性膀胱炎（环磷酰胺、泡浴），放射性膀胱炎。

3.容量性尿频

(1)下尿道梗阻：尿道狭窄、尿道结石、尿道肉阜、针孔包茎。

(2)膀胱颈痉挛、结核性小膀胱。

4.神经性尿频　见于癔症、精神紧张及脑、脊髓损伤或病变所引起的神经性膀胱功能障碍，如膀胱过度活动症、神经性膀胱。

【鉴别诊断】

1.内分泌及代谢障碍性疾病　特点是尿的总量明显增多，常伴有烦渴，病史及临床表现可供鉴别。诊断此类疾病的主要步骤为：①区分是高渗尿、低渗尿还是等渗尿；②区分是糖尿病还是肾性糖尿所致多尿；③区分是尿崩症还是精神性多尿。

2.肾小管转运功能障碍性疾病　肾小管一种或多种转运功能障碍，包括近段小管和远端小管对各种物质的重吸收功能下降，可引起多尿性尿频。常见于遗传性肾源性尿崩症、肾小管酸中毒、肾性氨基酸尿、抗维生素 D 佝偻病、Bartter 综合征等。根据各种疾病的特点不难鉴别。

3.泌尿道感染　是小儿尿频常见的病因之一。年长儿童局部膀胱刺激症状明显，除尿频外还同时伴有尿急、尿痛、腰痛、发热等。但婴幼儿局部症状多不明显，诊断较为困难，应反复查尿常规和（或）尿培养以确诊。

4.肾结核　多见于年长儿童，如病变累及膀胱可出现血尿、脓尿及尿路刺激征。结核接触史及结核中毒症状、结核菌素试验阳性、尿液可查到结核菌、肾盂造影时可见肾盂肾盏出现破坏性病变等特点可供鉴别。

5.膀胱过度活动症　近年来儿童膀胱过度活动症有增多的倾向。尿频、尿急很明显或伴有尿痛、排尿困难，酷似膀胱炎，但尿液和膀胱镜检查无异常发现，尿培养阴性。

【治疗原则】

应根据尿频的病因采取针对性的治疗措施。在尿频病因明确之前可先行对症处理。医师、家长、监护人及老师要对孩子进行心理疏导，消除心理紧张。给孩子以较宽松的生活环境，要允许其自由排尿，不要指责及过分关注孩子的排尿次数，以免加重孩子的心理负担。

第六节　血尿

血尿是指尿液中红细胞排泄超过正常。仅在显微镜下发现红细胞增多者称为镜下血尿；肉眼即能见尿呈"洗肉水"色或血样甚至有凝血块者称为"肉眼血尿"。肉眼血尿的颜色与尿液的酸碱度有关，中性或弱碱性尿颜色鲜红或呈洗肉水样，酸性尿呈浓茶样或烟灰水样。镜下血尿的检查方法和诊断标准目前尚未统一，常用标准有：①离心尿(10ml 中段新鲜尿，1500r/min 离心沉淀 5min，取其沉渣一滴置载玻片上于高位镜下观察)红细胞＞3 个/HP；②尿沉渣红细胞计数＞$8×10^6$/L。

【病因】

引起血尿的原因很多，各种致病因素引起肾小球基底膜完整性受损或通透性增加、肾小球毛细血管腔内压增高、尿道黏膜的损伤、全身凝血机制缺陷障碍等，均可致血尿。

1.泌尿系统疾病

(1)肾小球疾病:急、慢性肾小球肾炎,遗传性肾炎,薄基膜肾病,IgA 肾病,肺出血-肾炎综合征等。

(2)感染:肾盂肾炎,膀胱炎,尿道炎,肾结核。

(3)畸形:肾血管畸形,先天性多囊肾,游走肾,肾下垂,肾盂积水,尿路息肉、憩室等。

(4)肿瘤:肾胚胎瘤、肾盏血管肿瘤等。

(5)结石:肾结石、输尿管结石、膀胱结石。

(6)肾血管病变:深静脉血栓形成、左肾静脉受压综合征。

(7)损伤:肾挫伤及其他损伤。

(8)药物:肾毒性药物如氨基糖苷类抗生素、杆菌肽、水杨酸制剂、磺胺类、苯妥英钠、环磷酰胺等。

2.全身性疾病

(1)出血性疾病:弥散性血管内凝血、血小板减少性紫癜、血友病、新生儿自然出血症、再生障碍性贫血、白血病等。

(2)心血管疾病:充血性心力衰竭、感染性心内膜炎。

(3)感染性疾病:猩红热,伤寒,流行性出血热,传染性单核细胞增多症,流行性脑脊髓膜炎,肺炎支原体、结核杆菌、肝炎病毒、钩端螺旋体等所致的感染后肾炎。

(4)风湿性疾病:系统性红斑狼疮、过敏性紫癜、结节性多动脉炎。

(5)营养性疾病:维生素 C 缺乏症、维生素 K 缺乏症。

(6)过敏性疾病:食物如牛奶、菠萝过敏等。

(7)其他疾病:遗传性毛细血管扩张症、特发性高钙尿症、剧烈活动后的一过性血尿等。

【鉴别诊断】

1.区分真性血尿与假性血尿　血尿的诊断首先要排除以下能产生假性血尿的情况:①摄入含大量人造色素(如苯胺)的食品,食物(如蜂蜜)或药物如大黄、利福平、苯妥英钠。②血红蛋白尿或肌红蛋白尿。③卟啉尿。④初生新生儿尿内的尿酸盐。但以上尿检查均无红细胞可资鉴别。⑤血便或月经血污染。

2.区分肾小球性血尿与非肾小球性血尿　血尿确定后,首先判断血尿的来源,然后确定原发病因。目前常用的方法有以下两种。

(1)尿沉渣红细胞形态学检查:若以异形红细胞为主(>60%)则提示为肾小球性血尿,血尿来源于肾小球,病变部位在肾小球,常见于各种肾小球肾炎。以均一形红细胞为主者则提示非肾小球性血尿,血尿来源于肾盂、肾盏、输尿管、膀胱或尿道,多见于泌尿道感染、结石、结核、肿瘤、创伤等。

(2)尿沉渣检查:见到红细胞管型和肾小管上皮细胞,表明血尿为肾实质性。若镜下血尿时,尿蛋白定量>500mg/24h;肉眼血尿时,尿蛋白>990mg/24h 或>660mg/L,则多提示肾小球疾病。

3.肾小球性血尿的诊断步骤

(1)伴随症状及体征:①伴水肿、高血压、管型和蛋白尿,应考虑原发性或继发性肾小球疾病;②新近有皮肤感染、上呼吸道感染后出现血尿,首先要考虑急性链球菌感染后肾小球肾炎,其次为 IgA 肾病;③伴夜尿增多、贫血,应考虑慢性肾小球肾炎;④伴听力异常,应考虑 Alport 综合征;⑤伴血尿家族史,应考虑薄基膜肾病;⑥伴感觉异常,应考虑法布里(Fabry)病;⑦伴肺出血应考虑肺出血-肾炎综合征;⑧伴紫癜,应考虑过敏性紫癜肾炎;⑨伴高度水肿,应考虑肾病综合征。

(2)特异性标志物:①血液中抗链球菌溶血素 O(ASO)和补体(C3)下降可诊断急性链球菌感染后肾炎;②血 HBsAg(+),肾组织中有乙肝病毒抗原沉积,可诊断为乙肝病毒相关性肾炎;③血清补体持续性下降,应考虑原发性膜增生性肾炎、狼疮性肾炎、乙肝病毒相关性肾炎;④抗核抗体(ANA)、抗双链 DNA 抗体(Anti-dsDNA)、抗中性粒细胞胞质抗体(ANCA)(+)可考虑狼疮性肾炎;⑤血清免疫球蛋白:IgA 增高,提示 IgA 肾病的可能;IgG、IgM、IgA 均增高,可考虑狼疮性肾炎、慢性肾炎。

(3)肾体组织学检查:肾活检对血尿的病因诊断具有极为重要的价值。儿童最为常见的是 IgA 肾病、薄基膜肾病、轻微病变型肾病及局灶节段性肾小球硬化,部分不常见的肾小球疾病如 Alport 综合征、脂蛋白肾小球病、纤维连接蛋白性肾小球病、胶原Ⅲ肾小球病也能得到诊断。免疫病理对诊断抗肾小球基膜肾小球肾炎、IgA 肾病、IgM 肾病、狼疮性肾炎、肝炎相关性肾小球肾炎、Alport 综合征等价值极大。

【治疗原则】

除非出现出血不止,如肾挫伤、肾结石、肾血管畸形、高钙尿症、肿瘤或血液病所致血尿,需要采取止血药对症处理外,肾小球性血尿等肾内科范畴的血尿目前尚缺乏特效的治疗方法,主要是明确血尿的病因后针对原发病治疗。一般可采取适当休息,避免致肾损伤的药物应用等。需特别注意的是,肾小球性血尿的本质并非血管破裂出血,而是因肾小球内免疫复合物沉积等机制损伤肾小球基底膜导致血尿。因而不能盲目地应用止血药,否则会加重肾损伤而致血尿加重。

第七节　蛋白尿

正常人尿中可有微量蛋白,多数来自血浆,部分为肾小管分泌。蛋白尿是指尿中的蛋白含量超过正常范围。儿童多以蛋白含量$>100mg/(m^2 \cdot d)$或$>4mg/(m^2 \cdot h)$作为蛋白尿的诊断标准,也可按 1 次随机尿尿蛋白(mg/dl)与尿肌酐(mg/dl)比值>0.2诊断;2 岁以内者,以>0.5为标准。

【病因】

1.非病理性蛋白尿

(1)功能性蛋白尿:常见原因有①发热;②运动;③寒冷或高温;④淤血性蛋白尿。

(2)体位性(直立性)蛋白尿:晨起前尿蛋白检查阴性,起床活动后逐渐出现蛋白尿,平卧休息后又转为阴性,多见于青少年,以瘦长体型者多见。

2.病理性蛋白尿

(1)肾小球性蛋白尿:原发性肾小球疾病、继发性肾小球疾病、遗传性肾小球疾病。

(2)肾小管性蛋白尿:①先天性代谢性缺陷,如范科尼综合征、胱氨酸增多症、Wilson病,10we综合征;②获得性损伤,如急性肾小管坏死、肾盂肾炎、间质性肾炎、肾移植排斥反应、药物性肾损害、重金属中毒。

(3)分泌性及组织性蛋白尿:Tamm-Horsfall 蛋白、尿黏蛋白、分泌型 IgA、溶菌酶、恶性肿瘤所致蛋白尿,病毒感染所致蛋白尿。

(4)溢出性蛋白尿:血红蛋白尿、肌红蛋白尿、本-周蛋白尿、淀粉样变性等。

【鉴别诊断】

接诊医师对于蛋白尿首先要排除"假性蛋白尿"。由于尿中混入脓液、血液及阴道分泌物,或尿液长期放置(微生物污染),或药物影响,可能产生假性蛋白尿。然后,对蛋白尿应考虑以下 3 个问题:①是非病理性蛋白尿还是病理性蛋白尿;②病理性蛋白尿来自哪里;③哪种疾病引起蛋白尿。

1.判断是非病理性蛋白尿还是病理性蛋白尿:非病理性蛋白尿(或称"生理性"蛋白尿)又可分为功能性蛋白尿与体位性蛋白尿。功能性蛋白尿的肾实质无器质性损害,多为一过性,蛋白尿程度轻(24h 尿蛋白定量$<0.5g$),尿蛋白主要成分为血清蛋白。常见原因为高热、剧烈运动、寒冷或高温。当右心功能不全、下腔静脉回流障碍,致肾静脉淤血,可出现淤血性蛋白尿。淤血改善,尿蛋白消失。如长期淤

血,可致肾实质损害,出现持久性蛋白尿,即不属功能性蛋白尿范畴。体位性蛋白尿诊断要点为①无肾病史和肾病症状及体征。②24h尿蛋白定量<1g,但>150mg,卧位12h尿蛋白<75mg,不发生低蛋白血症,尿蛋白分析多为非选择性蛋白尿,其他实验检查均正常。③体位性尿蛋白试验阳性。体位性蛋白尿一般预后较好,但如出现尿沉渣异常或高血压,可能提示肾进行性病变,可能存在潜在肾小球病变。因此,对诊断体位性蛋白尿要慎重,应进行长期追踪观察。

2.判断蛋白尿的来源:如果已确定是病理性蛋白尿,则需进一步区分是肾小球性蛋白尿、肾小管性蛋白尿、分泌性及组织性蛋白尿还是溢出性蛋白尿。可通过尿蛋白定量、尿圆盘电泳及尿蛋白成分测定等检查方法鉴别。但应注意,临床上常可以同时存在上述2种及以上类型的蛋白尿,如肾小球与肾小管性蛋白尿,提示肾小球与肾小管同时损害。

3.判断是否肾病水平的蛋白尿:尿蛋白定量>50mg/(kg·d)即可确定为肾病水平的蛋白尿,同时检查血清蛋白、血脂等。

4.判断是原发性、继发性还是遗传性肾小球疾病以及其他种类的肾病。

5.通过肾的病理、免疫病理类型来明确引起蛋白尿的肾病。

【治疗原则】

1.功能性蛋白尿　但多属于暂时性或一过性蛋白尿,无需特殊治疗。

2.体位性蛋白尿　主要是观察随访,一旦发现转变为持续蛋白尿时,可以做肾活体组织学检查,如发现为慢性肾小球肾炎,必须及时治疗。

3.持续性无症状蛋白尿　可应用血管肾张素转化酶抑制药(ACEI)或血管紧张素受体拮抗药(ARB)。必须长期随访。

4.溢出性蛋白尿　主要治疗原发病。

5.肾小管性蛋白尿　在治疗原发病的同时,注意保护肾小管功能。

6.肾病综合征及肾小球性蛋白尿　主要应用糖皮质激素及免疫抑制药治疗,必要时需根据肾病理类型选择合适的治疗方案。

第二章　新生儿疾病

第一节　高危新生儿

高危妊娠包括高危孕产妇和高危婴儿两个方面,高危因素有可能是固定或者是动态的。存在高危因素的胎儿和新生儿不是所有都出现疾病,只有一部分出现相应的疾病,但是,高危儿的发病率和病死率远远高于正常新生儿。另外高危因素的出现,可能出生后立即表现出来,某些疾病在出生之后数日方能表现出来,故对高危儿的监测不仅在产前和生产之中进行检测,生后继续监测,及时发现问题,采取适当的措施。

一、病因

孕妇年龄＞40岁或＜16岁,孕周＜37周或者＞40周。新生儿出生体重＜2.5kg或者＞4kg,新生儿Apgar评分1min＜3分,5min＜7分。既往有异常分娩史、死胎、死产、流产史;孕期有异常情况,妊娠早期有出血,并患有妊娠高血压综合征、心脏病、肾功能不全、糖尿病等疾病;母亲有不良嗜好,抽烟或者酗酒,有吸毒史。

1.胎儿方面的问题　低出生体重儿,小于胎龄儿,宫内发育迟缓,过期产,胎心频率和节律异常;小儿脐带脱垂、脐带绕颈、打结。出生体重与妊娠周龄有偏离者;多胎妊娠,两次妊娠间隔小于半年者;有剖宫产者,前置胎盘或胎盘早剥,新生儿有贫血或窒息。

2.新生儿方面的问题　持续性或者进行性的呼吸窘迫、发绀、呼吸节律不整、反复呼吸暂停;心律异常;全身苍白水肿,出生24h内出现黄疸;神志异常伴有反应差,惊厥;体温不升,面色发灰,不吸吮;严重先天畸形,例如先天性心脏病、食管气管瘘、膈疝等疾病。

3.分娩过程中的问题　剖宫产儿,先露异常,臀位,横位,胎头吸引术,产钳助产术,宫缩无力滞产。羊水过多或过少,胎盘脐带有畸形者。孕产妇有感染,胎膜早破超过 24h 者,新生儿有感染的可能性大大提高;生产过程中的高危因素,如胎儿宫内窘迫、脐带脱垂、产程异常。

4.其他方面

(1)既往史异常妊娠史,胎儿畸形、新生儿死亡和血型不合。

(2)异常生产史难产史,阴道难产史,臀位分娩史。

(3)孕产妇本人及亲属中有遗传病史,孕产妇暴露于物理化学因素或者服用致畸药物。

具体原因见表 2-1。

表 2-1　高危新生儿常见原因

孕母高危因素	对胎儿(新生儿)的危害
社会因素	
重体力劳动、营养不良等	早产、宫内生长迟缓
吸烟	宫内生长迟缓,肺发育不良
酗酒	胎儿酒精中毒综合征
吸毒	早产、窒息、撤药综合征
疾病	
妊娠高血压综合征、高血压病,心脏病	窒息、早产、宫内生长迟缓
哮喘、肺部疾患	窒息、早产、富内生长迟缓
慢性肾炎	同上
多囊肾	多囊肾
血型不合(RH、ABO)	胎儿水肿、贫血、高胆红素血症
贫血	胎盘早剥、早产、宫内生长迟缓
糖尿病	巨大儿、肺透明膜病、低血糖
甲状腺功能减退	甲状腺功能减退症、流产
甲状腺功能亢进症	甲状腺功能亢进症
癫痫	窒息
重症肌无力	重症肌无力
病毒感染(巨细胞包涵体、风疹、疱疹、水痘、乙型肝炎等病毒)	相应病毒感染、先天性心脏病

孕母高危因素	对胎儿(新生儿)的危害
梅毒螺旋体	先天性梅毒
孕产期用药	
分娩时麻醉剂过量	呼吸抑制、中枢神经系统抑制
镇痛药	呼吸抑制
镇静催眠药	中枢神经系统抑制、致畸
抗癫痫药	致畸
硫酸镁	高镁血症、呼吸抑制
硫酸盐、抗凝血药	新生儿出血
性激素	性征异常、致畸
缩宫素	窒息
氯霉素	灰婴综合征、诱发 G-6-PD
磺胺类、呋喃类	诱发 G-6-PD、胆红素脑病
化学毒品接触	致畸
孕产期情况	
孕妇＞35 岁或＜16 岁	流产、早产、畸形
早产	窒息、低体重、早产儿易感性疾病
过期产	窒息、胎粪吸入综合征
先兆子痫、子痫	早产、窒息
双胎妊娠	早产、低体重、窒息、胎-胎输血
多胎妊娠	流产、早产、低体重、窒息
胎儿过小	小于胎龄儿、低血糖、低血钙
胎儿过大	巨大儿、产伤、窒息
绒膜细胞染色体异常	染色体病
羊水过多	脐带脱垂、食管闭锁、神经管缺陷
羊水过少	过期产、多囊肾、尿道梗阻
胎盘(前置、早剥、帆状、多叶)	宫内失血、流产、窒息
脐带(脱垂、扭结、绕颈、过短)	窒息

续表

孕母高危因素	对胎儿(新生儿)的危害
先露异常(臀位、横位、肩先露)	窒息、产伤、颅内出血
宫缩异常(无力、强直、破裂)	滞产、窒息
器械助产(产钳、吸引器)	窒息、产伤、颅内出血
剖宫产	湿肺
不洁分娩	破伤风

二、高危新生儿的临床表现

1.围生期窒息,1min 及 5min Apgar<7 分。

2.呼吸急促,>60 次/分,伴有呼吸困难,三凹征阳性,呼吸节律不规则伴有呼吸暂停,皮肤发绀者。

3.新生儿淡漠、激惹甚至惊厥,前囟平紧或隆起者。

4.存在低血压者,伴有出血、失血表现。

5.先天性畸形需要急症手术者,如食管气管瘘、膈疝、大血管错位。

6.出生之后 24h 内出现黄疸,母子血型不合者。

7.频繁呕吐,出生之后 24h 未排便者。

8.体温不升或者高热者。

9.早产儿,小于胎龄儿,大于胎龄儿,过期产儿。

10.不同类型的婴儿由于生理基础不同,所产生的高危病症也有所不同。

11.新生儿呼吸窘迫综合征,颅内出血,卵圆孔开放,动脉导管开放,持续胎儿循环,早发性和晚发性呼吸暂停,新生儿坏死性小肠结肠炎,代谢紊乱(低血糖、高血糖),新生儿寒冷损伤综合征。

三、高危胎儿的监护

1.先天畸形产前诊断　　出生缺陷是指胎儿在母亲的子宫内出现了发育异常,轻微畸形对身体影响不大,严重畸形可致新生儿死亡或者留下终身残疾。据统计,我国每年有 30 万～40 万新生儿有严重出生缺陷,给社会和家庭带来了严重的问题。

2.产前诊断的指征　　在胎儿发育的过程中通过直接和间接的方法了解胎儿的

健康发育情况,有无遗传代谢疾病或者先天畸形,确定后可采取早期干预措施。

3.有创的监测手段　羊水细胞监测,孕16～20周时,进行羊膜腔穿刺术抽20ml羊水,进行染色体核型检查。孕早期采用绒毛活检术,进行细胞培养和染色体核型分析。还可以经皮采脐血2ml,检测胎儿血友病、血红蛋白异常。目前,孕中期可使用胎儿镜采皮肤标本,诊断遗传性皮肤病。

4.无创监测手段　B型超声诊断的特点一是安全,二是可以重复进行,例如先天性神经管缺陷的筛查、先天性心脏病的筛查。磁共振成像(MRI)可用于脑瘤的筛查。

目前有关胎儿的监测正在逐步开展,如胎儿生长发育监测、胎儿宫内储备力测定、胎儿胎盘功能测定。

第二节　新生儿窒息与复苏

【概述】

新生儿窒息是因胎儿在宫内或分娩过程中缺氧引起的生后1min内不出现自主呼吸并伴有呼吸循环障碍的紧急状态。

【诊断依据】

1.病史　存在影响胎儿宫内血液循环和气体交换的因素,如孕妇慢性疾病、胎盘胎儿异常、产程异常等。

2.有宫内缺氧的证据　如胎动增强;胎心率>160/min;晚期胎动减少甚至胎心率<100/min,心律不规则;胎心监护存在晚期减速或变异减速;羊水污染胎粪等。

3.临床表现　可依据生后1min内的Apgar评分(表3-1)将其临床表现分为轻、重度窒息,0～3分为重度,4～7分为轻度,8分以上为正常,满分10分。

表2-2　新生儿Apgar评分法

体征	0分	1分	2分
心率	无	<100/min	>100/min
呼吸	无	呼吸浅表,哭声弱	呼吸佳,哭声响
肌张力	松弛	四肢稍屈曲	四肢能活动
弹足底及导管插鼻反应	无反应	稍有动作,皱眉	哭,打喷嚏
皮肤颜色	青紫或苍白	躯干红,四肢紫	全身红

4.实验室检查

(1)血、尿、便常规:红细胞增多,血小板减少,蛋白尿及管型尿,便隐血阳性。

(2)血液生化检查:低血钙,低血糖,高胆红素血症,代谢性酸中毒及呼吸性酸中毒,血 BUN、肌酐升高,心肌酶升高。

(3)X 线检查:胸片可见吸入性肺炎,严重窒息者立位腹平片可见坏死性小肠结肠炎表现。

(4)心电图可见心动过缓、心肌传导阻滞、T 波低平或倒置等改变。

(5)超声心动可见持续胎儿循环改变。

(6)头颅超声、CT、MRI 等相关检查可提示缺氧缺血性脑病、颅内出血等表现。

【治疗】

治疗要点①一般治疗:擦干患儿,保暖。②复苏:遵循 ABCDE 复苏方案。

1.保持气道通畅(A)　争取在新生儿第一次呼吸前吸净呼吸道内羊水、胎粪等分泌物。

2.建立呼吸(B)　进行触觉刺激(如拍打足底、按摩后背等);刺激无效可首先给予气囊面罩加压给氧或予气管插管。插管指征:①胎粪吸入需要行气管内吸引;②气囊面罩加压给氧无效;③需要长时间加压给氧进行人工通气;④疑有膈疝时。

3.保证正常的血液循环(C)　当进行适当的人工通气 30s 之后,心率仍低于80/min,应进行胸外心脏按压。

4.药物治疗(D)　适用于气管插管配合心脏按压后 30s,心率仍低于80/min者。

(1)肾上腺素:1:10000 肾上腺素 0.1～0.3ml/kg 静脉注射或气管内滴入,必要时 5min 后可重复 1 次。

(2)碳酸氢钠:在保证通气良好的情况下可应用 5%碳酸氢钠每次 2～3ml/kg,用葡萄糖稀释 1.5 倍后静脉推注。注意复查血气分析。

(3)伴有血容量低下者给予血浆或全血 10ml/kg 静脉滴注。

(4)纳洛酮:母亲分娩过程中应用麻醉药引起新生儿呼吸抑制者给予纳洛酮0.1mg/kg,静脉注射。

(5)血管活性药物:常用多巴胺和多巴酚丁胺,注意依据不同的治疗目的合理调整输注速度。

5.密切监护、评估　监测呼吸、心率、血压、神志反应、体温等生命体征。监测血气及血液生化指标。

6.对症处理　对出现惊厥、低血糖等症状者给予相应对症处理。

第三节 新生儿缺氧缺血性脑病

【概述】

新生儿缺氧缺血性脑病是由于围生期缺氧窒息导致的脑缺氧或缺血性损害，多见于足月儿，严重威胁新生儿的生命健康，重度者遗留严重的后遗症。

【诊断依据】

1.**病史** 常见于足月儿，有宫内窘迫史及出生窒息史。

2.**临床表现** 生后早期有意识障碍、肌张力改变或原始反射引出异常等神经系统症状，重者有惊厥、脑干受累表现。临床分度见表2-3。

表2-3 新生儿缺氧缺血性脑病的临床分度

项目	轻度	中度	重度
意识	激惹,过度兴奋	嗜睡,迟钝	昏睡,昏迷
肌张力	正常	减弱	松软
原始反射	稍活跃,正常	减弱	消失
惊厥	无	常有	多见或持续
前囟张力	正常	正常或稍饱满	紧张,膨隆
中枢性呼吸衰竭	无	无或轻度	常有
瞳孔改变	无	缩小	不对称,扩大或对光反应消失
病程及预后	症状持续1～2d,预后好	大多数患儿1周后症状消失,少数不消失者可有后遗症	病死率高,多数在1周内死亡,存活者症状可持续数周,多有后遗症

3.**血清学检查** CPK-BB在24～72h内异常升高，是早期诊断的指标之一，对判定预后有帮助。

4.**脑电图** 改变不特异，重度者有低电压、等电位、暴发抑制和癫痫尖波等改变，其改变程度对病情轻重的判定有参考价值。

5.**影像学检查**

(1)头部CT检查:在生后早期(2～5d)即可出现明显改变。根据改变轻重可分为4级。①正常:脑实质所有区域密度正常;②斑点状:区域性局部密度减低,分布在两个脑叶;③弥散性:两个以上区域性密度减低;④全部大脑半球普遍性密度减低,灰白质差别消失,侧脑室变窄,重者伴有蛛网膜下腔、脑室内或脑实质出血。

(2)颅脑超声检查:可用于对新生儿缺氧缺血性脑病的筛查和对病变的动态观察。超声检查下缺氧缺血性脑病的脑实质病变分为以下 4 种表现:①弥漫性脑实质回声增强,脑室变窄,沟回变浅,提示广泛性脑水肿;②脑室周围呈高回声区,尤其侧脑室外角后方,提示脑室周围白质软化;③脑实质散在高回声区,提示广泛散布的缺血或水肿;④局限性大片状高回声区,提示某一脑血管所分布的区域有缺血性病变。

(3)头部 MRI 检查:生后 5～7d 行头部 MRI 检查对脑水肿、颅内出血及髓鞘发育延迟有诊断价值。

【治疗】

1.一般治疗　保暖,保持呼吸道通畅,满足液体及热量供应,及时纠正缺氧、酸中毒,维持水与电解质平衡。

2.控制脑水肿　即刻给予呋塞米 1mg/kg,间隔 4～6h 可重复 1 次,连用 2 次后颅内压仍高,应用甘露醇,每次 0.25～0.5g/kg,间隔 4～6h 1 次。

3.镇静　首选苯巴比妥,负荷量 20mg/kg,分两次 20min 内静脉注射,最大量可用至 30mg/kg,第 2 天给维持量,5mg/(kg·d)。顽固性抽搐加用安定 0.1～0.3mg/kg,静注。或加用水合氯醛合 50mg/kg 灌肠。

4.营养脑细胞　胞磷胆碱 0.125g,1/d,静脉滴注;脑活素 2ml,1/d,静脉滴注。

5.其他　多巴胺 5～10μg/(kg·min)维持静脉滴注保持循环功能;维生素 K_1 2mg/d 静脉注射或肌内注射预防出血。

第四节　颅内出血

【概述】

颅内出血也是新生儿期常见的脑损伤性疾病,与围生期窒息密切相关。早产儿较为多见,出血部位可见于脑室周围、脑室内、硬脑膜下腔、蛛网膜下腔及小脑,不同部位出血的临床表现及预后不同,常引起新生儿死亡和神经系统发育障碍。

【诊断依据】

1.早产儿多见,有产伤、窒息等诱发出血的因素。

2.生后早期出现意识、肌张力改变,有惊厥等症状,重者出现脑干症状,如体温调节异常、血压不稳等。

3.脑脊液早期为均匀一致血性,镜检红细胞呈皱缩状,1 周后转为黄色。

4.生后 5～7d 行头颅或 CT 或 MRI 检查可明确出血部位并估计出血量。

5.颅脑超声对早产儿脑室及脑室周围出血较为敏感。

【治疗】

基本治疗同缺氧缺血性脑病。同时需注意加强止血、纠正贫血治疗,维持血液循环正常(必要时可请外科处理抽吸积血或行脑积水引流)。

第五节　新生儿呼吸暂停

【概述】

呼吸暂停指呼吸停止 20s 以上,伴有青紫和心率减慢(≤100/min),是新生儿尤其早产儿常见的危重症状之一,重者可危及生命。

【诊断依据】

1.常见于早产儿或伴有不同并发症(如缺氧、各种离子紊乱、咽喉部反射性刺激及保温不当等)的足月儿。

2.呼吸停止≥20s,伴有青紫,心率减慢≤100/min 和(或)肌张力低下可确诊。

3.血气改变有 PaO_2 下降,$PaCO_2$ 升高,SaO_2 下降。

4.血清电解质如钠、钙、镁等定量以及血糖、胸片等检查可辅助查找病因。

【治疗】

1.发作当时给予物理刺激,如拍打足底,摇动胸部等,使自主呼吸恢复。

2.积极治疗原发病,纠正低氧血症、水与电解质及酸碱平衡紊乱,控制感染。

3.加强呼吸、心电监护,注意保温,合理喂养,防止胃食管反流。

4.应用呼吸中枢兴奋药物:氨茶碱,首次剂量 5mg/kg,12h 后给予维持量,每次 1.5～2mg/kg,每日 2 次静脉注射,疗程 3d 左右。

5.药物治疗无效或呼吸暂停频繁发作(>5 次/h),或每次暂停时间过长(超过 30s)者,给予呼吸机辅助呼吸。

第六节　新生儿呼吸窘迫综合征

【概述】

新生儿肺透明膜病(HMD)又称新生儿呼吸窘迫综合征(NRDS),以生后不久出现进行性呼吸困难,呼气性呻吟进而造成呼吸衰竭为特点。多发生于早产儿,亦常见于糖尿病母亲的婴儿、窒息儿及多胎儿。

【诊断依据】

1.多见于早产儿或有相应高危因素如窒息、糖尿病母亲的婴儿、多胎之晚娩出者等。

2.临床表现:典型的呼吸困难表现出现于生后12h内,12h后出现多不考虑本病。早期常有呼气性呻吟,肺部呼吸音弱,一般状态差,可有循环系统改变。

3.X线胸片是确诊的依据,常需连续摄片做动态观察。典型改变早期为细小颗粒状及网状阴影分布于两肺野,肺充气不足;重则全肺透亮度消失呈磨玻璃样,可见支气管充气征;最重时可呈"白肺"改变,心影看不清,支气管充气征不明显。

4.产前羊水检查卵磷脂/鞘磷脂比值＞2可排除本病,＜2表示胎儿肺发育不成熟,有HMD可能。

5.生后30min内可以行胃液震荡试验辅助诊断。取胃液0.5ml放入直径为10mm的试管中,加入95％乙醇0.5ml,震荡15s,然后直立15min,若沿管壁有一圈泡沫,基本可以排除本病。

6.血气分析可以顽固的低氧血症为主,$PaCO_2$可正常或升高。伴有重度代谢性酸中毒改变。

【治疗】

1.加强护理与监护,保持合适的环境温度,精确满足早产儿对各种营养物质的需要,维持水与电解质及酸碱平衡。

2.症状较轻者给予面罩或头罩吸氧,如青紫不缓解则通过鼻塞或气管插管行CPAP治疗,压力0.392～0.588kPa(4～6cmH$_2$O),吸入氧浓度0.6～0.8。如仍无效,则应考虑机械通气。维持动脉血氧分压在8～9.33kPa(60～70mmHg),pH值正常。

3.选择性应用外源性表面活性物质替代疗法。

4.孕母分娩前至少24h应用糖皮质激素可显著降低早产儿HMD发生率。

第七节　新生儿肺透明膜病

新生儿肺透明膜病又称新生儿呼吸窘迫综合征(NRDS)主要发生于早产儿,由于肺表面活性物质(PS)缺乏并伴随结构不成熟所致,自然病程为生后早期发病,生后2天内病情渐加重,如果不予治疗,可能由于进行性的低氧血症及呼吸衰竭导致死亡;存活者,生后2～4天情况开始改善。

一、病因与发病机制

早产儿胎龄愈小,功能肺泡愈少,气体交换功能愈差;呼吸膜愈厚,气体弥散功能愈差;气管软骨少,气道阻力大;胸廓支撑力差,肺泡不易张开。因此,对于肺解剖结构尚未完善的早产儿,其胎龄愈小,PS量也愈低,肺泡表面张力增加,呼气末肺功能残气量(FRC)降低,肺泡趋于萎陷。故其肺功能异常主要表现为肺顺应性下降,气道阻力增加,通气/血流值降低,气体弥散障碍及呼吸功增加,从而导致缺氧和因其所致的代谢性酸中毒及通气功能障碍所致的呼吸性酸中毒。

由于缺氧及酸中毒使肺毛细血管通透性增高,液体漏出,使肺间质水肿和纤维蛋白沉着于肺泡表面形成嗜伊红透明膜,进一步加重气体弥散障碍,加重缺氧和酸中毒,并抑制PS合成,形成恶性循环。此外,严重缺氧及混合性酸中毒也可导致持续肺动脉高压(PPHN)的发生。

糖尿病母亲所娩的婴儿(IDM)也易发生此病,是由于其血中高浓度胰岛素能拮抗肾上腺皮质激素对PS合成的促进作用,故IDM的NRDS发生率比正常增加5～6倍。PS的合成还受体液pH值、体温和肺血流量的影响,因此,围产期窒息、低体温、前置胎盘、胎盘早剥和母亲低血压等所致的胎儿血容量减少,均可诱发NRDS。此外,剖宫产儿、双胎的第二婴,NRDS的发生率也较高。

二、临床表现

生后6h内出现呼吸窘迫,主要表现为:呼吸急促(>60/min)是为增加肺泡通气量,代偿潮气量的减少;鼻扇为增加气道横截面积,减少气流阻力;吸气性三凹征和明显的呼气呻吟是因呼气时声门不完全开放,使肺内气体潴留产生正压,防止肺泡萎陷;吸气性三凹征是呼吸辅助肌参与的结果,以满足增加的肺扩张压;发绀是由于氧合成不足,常提示动脉血中还原血红蛋白>50g/L。呼吸窘迫呈进行性加重是本病特点。严重时表现为呼吸浅表,呼吸节律不整、呼吸暂停及四肢松弛。由于呼气时肺泡萎陷,体格检查可见胸廓扁平;因潮气量小而听诊呼吸音减低,肺泡有渗出时可闻及细湿啰音。

随着病情的逐渐好转,由于肺顺应性的改善,肺动脉压力下降,约有30%患儿于恢复期出现动脉导管重新开放。故恢复期的NRDS患儿,其原发病已明显好转,突然出现对氧气的需求量增加、难以矫正和解释的代谢性酸中毒、喂养困难、呼吸暂停、周身发凉发花及肝脏在短时间内进行性增大,应注意本病。若同时具备脉压增大,水冲脉,心率增快或减慢,心前区增强,胸骨左缘第2肋间可听到收缩期或连续性杂音,则应确诊本病。

NRDS 通常于生后第 2、3 天病情严重,72h 后明显好转。但新生儿的出生体重、肺病变的严重程度、表面活性物质的治疗有否感染的存在及动脉导管的开放等均会对患儿的病程有不同程度的影响。若出生 12h 后出现呼吸窘迫,一般不考虑本病。

三、辅助检查

1.实验室检查

(1)泡沫试验:取患儿胃液 1ml 加 95％酒精 1ml,振荡 15s,静置 15min 后沿管壁有多层泡沫形成则可除外 NRDS。若无泡沫可考虑为 NRDS,两者之间为可疑。其机制是由于 PS 利于泡沫的形成和稳定,而酒精则起抑制作用。

(2)肺成熟度判定:测定羊水或患儿气管吸引物中 L/S,若≥2 提示“肺成熟”,1.5～2 为可疑,<1.5 提示“肺未成熟”;PS 中其他磷脂成分的测定也有助于诊断。

(3)血气分析:pH 值和动脉氧分压(PaO_2)降低,动脉二氧化碳分压($PaCO_2$)增高,碳酸氢根减低是 RDS 常见改变。

2.X 线检查　是目前确诊 NRDS 的最佳手段。

(1)毛玻璃样改变:两肺呈普遍性的透过度降低,可见弥散性均匀一致的细颗粒网状影。

(2)支气管充气征:在弥漫性不张肺泡(白色)的背景下,可见清晰充气的树枝状支气管(黑色)影。

(3)白肺:严重时双肺野均呈白色,肺肝界及肺心界均消失。

(4)肺容量减少(非 CPAP 或机械通气条件下)。

尽管典型病例的胸片有其特异性表现,但动态拍摄 X 线胸片更有助于鉴别诊断、病情判定、呼吸机参数调整及治疗效果(如应用肺表面活性物质)的评价。

3.超声波检查　彩色多普勒超声有助于动脉导管开放确定和 PPHN 的诊断。

四、诊断和鉴别诊断

典型的临床表现和 X 线胸片不难确诊,应与下列疾病鉴别。

1.湿肺　亦称新生儿暂时性呼吸增快(TTN)。多见于足月儿,为自限性疾病,系肺淋巴和/或静脉吸收肺液功能暂时低下,使其积留于淋巴管、静脉、间质、叶间胸膜和肺泡等处,影响气体交换。生后数小时内出现呼吸增快(>60～80 次/分),但吃奶佳、哭声响亮及反应好,重者也可有发绀及呻吟等。听诊呼吸音减低,可闻及湿啰音。X线胸片显示肺气肿、肺门纹理增粗和斑点状云雾影,常见毛发线(叶间积液)。对症治疗即可。一般2~3天症状缓解消失。

2.B组链球菌肺炎　是由B组链球菌败血症所致的宫内感染性肺炎。其临床及X线胸片所见有时与NRDS难以鉴别。但前者母亲妊娠晚期多有感染、胎膜前破或羊水有臭味史;母血或宫颈拭子培养有B组链球菌生长;机械通气时所需参数较低;病程与NRDS不同。

3.膈疝　表现为阵发性呼吸急促及发绀。腹部凹陷,患侧胸部呼吸音减弱甚全消失,可闻及肠鸣音;X线胸片可见患侧胸部有充气的肠曲或胃泡影及肺不张,纵隔向对侧移位。

五、治疗

NRDS管理的目的是提供保证最多数量存活,并同时不良反应最少的干预。在过去的40年间,已有很多预防及治疗NRDS的策略及治疗,并经临床验证(表2-4),现已对多数进行了系统回顾。本防治指南经欧洲专家小组在对截至2007年初的最新证据严格审阅后提供的。

表2-4　NRDS防治建议的等级和证据的水平

建议等级	证据水平
A	至少有1项以随机试验(RCT)为基础的高质量的Meta分析,或有足够力度的直接针对目标人群的高质量的RCT
B	其他对RCT的Meta分析,或以病例对照研究为基础的系统综述,或低级别但很有可能是因果关系的RCT试验
C	很好设计并实施的病例对照研究或偏倚较小的队列研究
D	病例报告、专家建议

(一)产前保健

治疗NRDS应始于产前,儿科医生应参加产前保健团队。高危NRDS的早产儿应在具备生后立即稳定患儿情况及继续进行呼吸支持,包括气管插管和机械通气相应技术的中心出生。早产通常有些征象,如条件具备,可采取宫内转诊等有关干预措施。对胎膜早破的早产使用抗生素可推迟早产,可短期使用保胎药推迟早产,以利安全转诊及产前皮质激素发挥作用。母亲接受皮质激素可减少新生儿死亡的危险性。产前单疗程皮质激素使用未对母亲及胎儿造成不良影响。与地塞米松相比,倍他米松可降低囊性脑室旁白质软化的危险性,故其被选择用于促进胎儿肺成熟。推荐方法为倍他米松每次 12mg,共 2 次,间隔 24h 肌内注射。推荐对可能于 35 周前早产的所有妊娠产前给予皮质激素。临床研究未显示产前皮质激素有统计学意义的降低＜28 周早产儿 NRDS 的危险性,这可能与原始研究中极不成熟早产儿数量少有关。产前皮质激素可改善神经系统预后,即使是对非常小的早产儿亦如此。治疗至分娩的最佳间隔为开始使用皮质激素 24h 以后至 7 天内。

对于是否重复皮质激素治疗仍有争议。如果未早产,再给予第 2 疗程皮质激素可能进一步降低 NRDS 发生率,但缺乏长期随访资料。动物实验显示,产前重复接受激素治疗影响脑髓鞘化。大样本的队列研究显示,随着产前激素应用的增加,新生儿头围减小。最近的 Cochrane 系统综述未推荐常规重复产前激素治疗。

推荐用药如下。

1.对孕周＜35 周有早产危险的所有孕妇应给予单疗程的产前倍他米松,包括可能的早产、产前出血、胎膜早破或任何导致早产的情况。此项治疗可明显降低 NRDS 发生率、新生儿病死率、脑室内出血及坏死性小肠结肠炎发生率(A:推荐级别)。

2.胎膜早破早产的母亲,每 6h 接受红霉素 500mg 可降低早产的危险(A)。

3.因无证据表明保胎药物可改善预后,因此在早产时可不使用。但临床医生亦可考虑短期使用此类药物,以保证产前皮质激素治疗和/或宫内转运完成(A)。

4.皮质激素第一疗程后如未分娩,尽管使用第 2 疗程激素有降低 NRDS 发生率的好处,但未带来其他明显的重要临床益处,因此,不明确推荐此用法(A)。

(二)产房内稳定新生儿

表面活性物质缺乏的患儿不能保证足够的功能残余气量及维持肺泡膨胀状态。过去,对多数此类患儿首先进行 100％氧气的球囊-面罩复苏,随后,早期气管插管给予表面活性物质。现已有证据表明,100％氧气复苏与足月儿及近足月儿病死率的增加有关。纯氧使早产儿生后 2h 的脑血流减少 20％,肺泡-动脉氧分压差高于空气复苏组,其对早产儿可能亦是有害的。另外,现已明确,未加控制的潮气量,无论是太大还是太小,都会造成不成熟肺的损伤。尽管目前对于持续呼吸道正压(CPAP)能否减少表面活性物质及机械通气的使用尚不清楚,但产房内已越来越普遍地使用 CPAP 技术。对生后的早产儿立即监测脉搏血氧饱和度可提供新生儿复苏时有关心率的信息,并有助于避免高氧的出现。在生后的转化过渡期,血氧饱和度会在 5min 内逐渐从 60％升至 90％,氧饱和度监测可帮助发现正常范围以外的婴儿并指导给氧。早产儿复苏的临床研究证据有限,此方面的推荐较弱。

1.使用尽可能低的氧浓度复苏,维持心率＞100 次/分,这样可减少脑血管收缩

(B),可能降低病死率(B)。

2.经面罩或鼻塞使用至少 5～6cmH$_2$O 压力的 CPAP 复苏,以稳定气道并保持功能残余气量(D)。

3.如果复苏时需正压通气,可通过使用组合的通气设施来测量或控制吸气峰压,避免过大的潮气量,从而降低肺损伤的危险(D)。

4.仅对面罩正压通气无效及需要表面活性物质治疗的患儿进行气管插管(D)。

5.为避免高氧,脉搏氧饱和度监测仪可用来指导复苏时的给氧。切记,生后转换期正常氧饱和度可能介于 50％～80％(D)。

(三)表面活性物质治疗

表面活性物质是过去 20 年间新生儿呼吸治疗中革命性的突破,其应用中的很多问题已经多中心随机对照研究检验并进行了荟萃分析。已很明确,无论是对已发生 NRDS 的患儿或有可能发生 NRDS 的婴儿,预防性或治疗性应用表面活性物质可减少气胸(肺气漏)及新生儿死亡的发生。研究主要集中于决定最适剂量、最佳给药时间、最好给药方法及最优表面活性物质制剂。

1.表面活性物质剂量和重复用药剂量　一支有经验的新生儿复苏/稳定团队是使用表面活性物质的前提。至少需磷脂 100mg/kg,但也有些证据提示:磷脂 200mg/kg 用于治疗 NRDS 更有效。多数临床实验采用"弹丸式"注入给药或相对快速地 1min 将药物给入,这类给药方式可获得较好的表面活性物质肺内分布。在不脱离呼吸机的情况下通过双腔气管导管给药对减少短期不良反应,如低氧血症及心动过缓,亦很有效。很明确,对 NRDS,越早给予表面活性物质效果越好。与晚期治疗用药相比,预防性使用表面活性物质可减少胎龄<31 周早产儿的病死率(RR 0.61;95％ CI 0.48～0.77;NNT 20)、气漏(RR 0.62;95％ CI 0.42～0.89;NNT 50),但此策略可能导致某些婴儿接受不必要的气管插管和治疗。上述实验是在产前皮质激素较少使用的年代进行的,因此,目前推荐常规预防给药的胎龄较小,恰当的胎龄可能为<27 周。采用微泡稳定实验预测个体 NRDS 发生的方法可减少不必要的气管插管,但此预测方法尚未普遍使用。对有发生 NRDS 危险的患儿尽早治疗,包括对 NRDS 确实高危的患儿,即使未诊断 NRDS,亦应在产房内预防性给予表面活性物质。对于需要表面活性物质的婴儿,可通过"INSURE"技术(气管插管-表面活性物质-拔管使用 CPAP)避免机械通气,随机实验已显示此方法可减少机械通气的使用。NRDS 病程中,越早使用表面活性物质,越有可能避免使用呼吸机。

给予表面活性物质一段时间后,可能需要再次给药。随机实验显示,两剂优于单剂。一项研究建议,应有较高的表面活性物质重复应用阈值,这样可减少重复用药,未对治疗结果带来不利影响,有药代动力学数据支持此方案。出生1周后使用表面活性物质治疗仅见到即刻反应,对长远预后无影响。

2.表面活性物质制剂 有数种获准用于新生儿NRDS的表面活性物质制剂,包括合成制剂(不含蛋白质)及天然制剂(从动物肺中分离得来)。推荐用药原则如下。

(1)因可以降低病死率及肺气漏,对已患NRDS或NRDS高危的新生儿应给与表面活性物质(A)。

(2)胎龄<27周的早产儿都应接受表面活性物质预防性治疗(生后15min内)。如果婴儿在产房内需接受气管插管,或母亲未接受产前皮质激素治疗,则对胎龄26~30周的婴儿应预防性使用表面活性物质(A)。

(3)对未接受任何治疗的婴儿,如有NRDS的临床表现,如氧气需要量不断增加,应早期给予表面活性物质治疗(A)。每一个治疗单位均应建立NRDS进展时何时干预的预案(D)。

(4)因减少气胸及降低病死率,在有NRDS进展的证据时,如持续需氧、需要机械通气或CPAP 6cmH$_2$O需氧浓度>50%,应给予第二或第三剂表面活性物质(A)。

(5)对需从CPAP改为机械通气治疗的NRDS患儿,应给予第二剂表面活性物质(D)。

(6)因可减少肺气漏及病死率,应首选天然表面活性物质(A)。

(7)在有可能的单位,给药后立即(或早期)拔除气管插管改为CPAP,能缩短机械通气时间,从而有利于患儿稳定(B)。

(四)病情稳定后的氧疗

目前,无确切证据指导NRDS急性期处理时的最佳氧饱和度目标。对需复苏的较成熟婴儿的研究显示,与使用100%氧气相比,空气复苏恢复更快,氧化应激的证据较少,远期预后两者无区别。新生儿期后的数据提示,为避免早产儿视网膜病(ROP)和支气管肺发育不良(BPD),应使接受氧疗的早产儿氧饱和度低于93%,不可超过95%。大量有关试图通过维持较高氧饱和度水平来减轻ROP进展的研究均未能显示任何改善眼科预后的作用相反,接受高浓度氧气治疗的婴儿出现更多呼吸系统症状,慢性氧依赖的发生率增加。因无任何证据表明生后数天内的新生儿能较后期婴儿更好地耐受高浓度氧气,因此,在任何时候避免过度氧暴露似乎是合乎逻辑的。亦有证据提示,氧饱和度波动与ROP发生增多有关,是有害的。在使用天然表面活性物质后,可能出现高氧血症的高峰,此与Ⅰ、Ⅱ度脑室内出血增加有关。抗氧化剂,如维生素 A、维生素 E 及超氧化物歧化酶已用于BPD 发生的高危人群中,试图减少氧自由基造成的肺炎性反应。迄今为止,仅肌内注射维生素 A 对减少 BPD 的发生与对照组比较有统计学意义。

1.氧疗婴儿的血氧饱和度应始终低于 95%,如此可减少 BPD 及 ROP 的发生(D)。

2.给予表面活性物质后,应快速下调吸入氧浓度(FiO_2)以避免高氧血症峰值的出现,因其与Ⅰ、Ⅱ度脑室内出血(IVH)有关(C)。

3.尽管需每周肌内注射 3 次,连续 4 周,应考虑肌内注射给予维生素 A,此可减少 BPD 的发生(A)。

(五)CPAP 在 NRDS 管理中的作用

虽然缺乏近期随机实验或数据支持 CPAP 对 NRDS 患儿治疗的效果,CPAP常用来代替机械通气对 NRDS 患儿进行呼吸支持。机械通气对未成熟肺是有害的,如有可能,应尽量避免使用。拔除气管插管撤离呼吸机后使用至少 $5cmH_2O$的 CPAP 可减少再次气管内插管。无使用 CPAP 可避免表面活性物质缺乏的证据,但经常采用 CPAP 而不给表面活性物质治疗轻症 NRDS。越早使用 CPAP 越有可能避免机械通气(RR 0.55,95% CI 0.32～0.96,NNT 6)。有研究显示,短的双鼻孔鼻塞 CPAP 较单鼻孔鼻塞 CPAP 在减少再次气管插管方面有优势(RR 0.59,95% CI 0.41～0.85,NNT 5)。近年来,一些新设备出现,如 Infantflow,能提供婴儿经鼻同步正压通气,在呼吸暂停婴儿的小样本研究已证明,使用经鼻呼吸支持可降低气管插管拔管失败率。

NRDS 患儿的小样本研究显示,与单纯经鼻 CPAP 相比,经鼻通气可减少呼吸功,但尚无长期随访资料,并需进一步大样本研究。

1.对有 NRDS 危险的早产儿,如胎龄<30 周、未进行机械通气,应开始使用CPAP,直至其临床状态明确(D)。

2.对已发生 NRDS 的早产儿,应早期使用 CPAP 并治疗性使用表面活性物质以减少机械通气(A)。

3.因可减少气管插管,应使用 Infantflow 样的短双鼻塞装置,而不是单鼻塞(C)。对刚拔除气管插管的早产儿,使用至少 $6cmH_2O$ 的 CPAP 以减少拔管后近期再插管(A)。

(六)机械通气策略

机械通气(MV)的目的是以最少肺损伤、最少血流动力学不稳定及其他不良事件,如与脑室旁白质软化(PVL)相关联的低碳酸血症,进行通气并维持可接受水平的血气分析。在无表面活性物质时代,MV 可减少 NRDS 引起的死亡。MV 的方式有间歇正压通气(IPPV)或高频震荡通气(HFOV)。MV 的原则是在肺复张后,以适当的呼气末压(PEEP)或 HFOV 时的持续扩张压(CDP)使肺在整个呼吸周期中持续并稳定于最适肺容量。MV 治疗 NRDS 分为 4 个阶段:肺复张、稳定、恢复和撤离。对肺复张而言,PEEP 和吸气峰压(PIP)或 HFOV 中的 CDP 是很关键的,应在肺压力-容积曲线顺应性较好的呼气段上维持稳定。一旦经 MV 病情稳定后,NRDS 患儿应积极撤离呼吸机至临床安全的拔管状态,并维持其血气分析在可接受水平。尽量避免低碳酸血症以降低 BPD、PVL 的风险。即使是很小的婴儿,在常规通气平均气道压 $6\sim7cmH_2O$ 或 HFOVCDP $8\sim9cmH_2O$ 状态下,通常能顺利拔除气管插管。拔管后改为经鼻 CPAP 可降低再插管的风险(RR 0.62,95% CI $0.49\sim0.77$,NNT 6)。

所有类型的机械通气都有可能造成肺损伤,最小肺损伤的策略是以最佳的肺容量避免过大潮气量及肺不张。以往认为,HFOV 可较好地达到上述要求,但随着肺保护概念的引进,采用低潮气量常规通气,使得 HFOV 较常规通气在降低 BPD 发生率的优势有所减弱。通气策略及设备较通气方式更重要,应使用你所在单位成功率最高的方法。对 IPPV 治疗的重症 NRDS 患儿,HFOV 可能是一种有效的补救治疗措施,补救性 HFOV 降低新生儿气漏的发生,但有增加早产儿脑室内出血的危险。表面活性物质的作用是改善肺顺应性和增加肺容量,如果接受表面活性物质后在 MV 状态下患儿病情仍进一步恶化,应考虑肺过度膨胀的可能。短期肺损伤可造成气漏,如气胸或肺间质气肿,长期肺损伤可造成 BPD。

现有多种新型 MV 方式可供选择,组合式流量传感器可准确检测呼吸动作并测定吸气及呼气容量。多数这些新型通气方式已经进行小样本研究。目标潮气量通气可能对避免损伤性过度肺膨胀及低碳酸血症的发生有益,但尚无长期随访资料支持常规使用此方法。撤机时使用患者触发或同步呼吸机可缩短小婴儿的 MV 时间,但尚无有关改善生存或减少 BPD 发生的长期益处的证据。试图通过撤机时维持较高的 $PaCO_2$ 促进早拔管,但目前尚无充足数据支持此方法。使用咖啡因可促进早期拔除气管插管及减少 BPD,但需长期随访验证此项治疗的安全性。为减少通气/血流比失衡及减轻肺炎症反应,NO 吸入已用于早产儿,但无改善预后或降低 BPD 危险的证据。

1.由于可提高存活率,机械通气被用于呼吸衰竭患儿的治疗(A)。

2.所有通气方式均可造成肺损伤,故应尽量缩短其使用,一旦有可能,应尽早拔除气管插管(D)。

3.因可增加 BPD 及 PVL 的风险,应尽量避免低碳酸血症(B)。

4.拔除气管插管后,小儿应继续接受经鼻 CPAP,这样可减少再插管(A)。

(七)防治感染

早发性 B 组链球菌病(GBS)是新生儿期严重感染最常见的原因,对已知 GBS 定植的妇女,可通过产时预防性使用抗生素降低早发性败血症的发生。早发性 GBS 败血症相对罕见,发生率 1/1000,但在早产儿,病死率可达 30%,存活者,特别是合并脑膜炎者,有较高的神经系统不良后遗症概率。与其他危险因素一样,早产增加 GBS 存在的可能性,而且早发性 GBS 肺炎的临床症状与 NRDS 非常相像。因此,应常规对所有 NRDS 患儿进行血培养,并通过其他方法,如白细胞减少、血小板减少或 C-反应蛋白增高,寻找败血症的证据。对诊断为 NRDS 的小儿均应使用针对 GBS 感染的抗生素,直至 48h 培养阴性除外 GBS 败血症。

推荐 NRDS 患儿在接受静脉青霉素或氨苄西林治疗前,应常规进行血培养(D),这样可减少由早期 GBS 感染造成的死亡。

(八)支持护理

为使 NRDS 患儿获得最佳预后,良好的支持护理是必要的,这包括维持正常体温,恰当的液体管理,良好的营养支持,处理动脉导管和支持循环维持正常血压。

1.维持体温 用于维持足月儿体温的传统方法对早产儿是不够的,需要采用额外的保暖措施。生后应立即采取各种方法减少热量丢失以避免低体温,这样有利于提高存活。避免低体温的方法包括:用预热毛毯包裹及擦干婴儿,去除已浸湿的毛毯,婴儿避开冷源,以及使用伺服式开放辐射保暖台。对胎龄小于 28 周的早产儿,产房处理及转诊至 NICU 的途中可使用聚乙烯袋袋装或包裹早产儿,这样,可减少低体温的发生及可能降低医院内死亡率。对上述方法造成的体温增高的危险尚不了解,且无长期随访资料。由于便于操作,辐射保暖台可在 NICU 中使用,但与暖箱相比,即使遮盖,其不显性失水亦增加,因此应尽量缩短使用时间。暖箱内的早产儿通过伺服式控制温度 36℃可降低新生儿病死率。推荐维持腋温36.1～37.1℃,腹壁温 36～36.5℃(C)。

2.液体及营养管理 现有的 RCT 证据不足以得出液体及电解质给予在 NRDS 及 BPD 的发病机制中起重要作用的结论。出生后第 1 天细胞外液及钠的浓缩可能是生理性的,每日测量体重有助于指导液疗。尽管增加液体入量可能因增加动脉导管未闭(PDA)、BPD 及 NEC 发生而使病情恶化,但尚无证据表明限制液体入量有助于改善预后。多数婴儿起始静脉液量为 70～80ml/(kg·d),初期应限制钠的摄入,随后出现利尿后开始给予。无证据支持 NRDS 时使用利尿剂。在 NRDS 治疗计划中,早期营养是重要组成部分。最初时肠道喂养可能不可行,因此应开始肠道外营养(PN),以提供足够能量和氨基酸以避免负氮平衡,促进蛋白质合成和氮储留,促进早期生长。传统上,营养素的给人较缓慢,但近期研究显示,生后 1h 起给早产儿全部营养素,葡萄糖、氨基酸、脂肪是安全的。早期的随机实验显示,PN 可使胎龄 28~30 周 NRDS 患儿存活率增加 40％并缩短住院时间。血流动力学不稳定时,如低血压、吲哚美辛治疗 PDA 时,肠道营养的安全性尚不了解,但 NRDS 本身不是喂养的禁忌证。即使有脐血管插管,患儿情况稳定后亦可给与少量母乳,应及早开始母乳的微量肠道"营养性"喂养,促进肠道成熟及功能完善,减少喂养不耐受,缩短至全肠道喂养的时间,促进体重增长,缩短住院时间。Cochrane 综述显示,营养性喂养未增加 NEC 的危险。

(1)在环境湿度＞80％的婴儿暖箱中,多数婴儿输液从 70~80ml/(kg·d)开始(D)。

(2)早产儿液体及电解质的给予应个体化,每日体重下降 2.5％~4％,总体重下降 15％,而非每日均固定增长(D)。

(3)出生后前几日限制钠的摄入量,开始利尿后给钠,应仔细监测液体平衡和电解质水平(B)。

(4)早期肠道外给予蛋白质、热卡和脂肪能增加存活(A)。

(5)因能缩短住院时间,病情稳定的 RDS 患儿应开始微量肠道喂养(B)。

3.维持血压　早产儿动脉低血压与患病率及病死率增加有关,然而,尚无证据表明治疗动脉低血压能改善临床结局。目前无资料提供可接受水平的血压正常值,但多数临床医生采用的标准为维持血压高于相应胎龄的平均血压。早产儿体循环血压与心输出量无明确相关,其心输出量及组织灌注是更重要的影响结局的因素。由于存在动脉导管,故超声心动图检测心输出量困难。临床可通过适当的尿量、无明显代谢性酸中毒判定组织灌注正常。

NRDS 急性期的低血压与低血容量关联极少,扩容剂用量应限于 10~20ml/kg,给予胶体液与病死率增加及氧气依赖有关,因此,在怀疑低血容量时,应使用晶体液。治疗早产儿低血压,就近期疗效来讲,多巴胺优于多巴酚丁胺,但如果低血压是由于心肌衰竭引起的,多巴酚丁胺可能是更佳的选择。常规治疗失败后,氢化可的松可用于治疗低血压,但增加肠穿孔的危险,特别是在同期使用吲哚美辛时。

(1)如果存在组织低灌注的证据,推荐治疗动脉低血压(C)。

（2）如果可能,进行多普勒超声检查,测定系统血流动力学以发现低血压的原因并指导治疗(D)。

（3）如无心脏超声检查,首先以 0.9％盐水 10ml/kg 扩容,以除外低血容量(D)。

（4）多巴胺 2～20μg/(kg・min),而不是多巴酚丁胺,用于扩容升压治疗失败者(B)。

（5）如果最大剂量的多巴胺仍不能改善低血压,还可使用多巴酚丁胺 5～10tμg/(kg・min)或肾上腺素 0.01～1μg/(kg・min)输注(D)。

（6）对常规治疗失败的难治性低血压,可使用氢化可的松 1mg/kg,每 8 小时 1 次(B)。

4.PDA 的处理　　PDA 可能给极度早产的 NRDS 患儿带来不利影响,预防性应用吲哚美辛可减少 PDA 和 IVH,但远期结局无区别。在有 PDA 早期体征,如低血压伴脉压差大,使用吲哚美辛或布洛芬治疗。虽然布洛芬肾脏不良反应较小,但其对已存在 PDA 的治疗作用与吲哚美辛相当。目前,吲哚美辛或布洛芬治疗 PDA 或手术结扎动脉导管对近期或远期预后益处的证据不足。必须依据个体临床表现、超声不能耐受 PDA 的提示来决定对症状性或无症状性 PDA 进行药物或手术治疗。

（1）吲哚美辛预防治疗可减少 PDA 及严重 IVH,但无证据表明远期预后有改变,因此,对此方法不能作强力推荐(A);

（2）如决定进行关闭动脉导管的治疗,吲哚美辛与布洛芬同样有效(B)。

（九）对推荐指南的总结

有 NRDS 危险的早产儿应在有适当护理能力,包括机械通气的中心出生。如有可能,应尽量推迟早产至产前皮质激素治疗发挥最大效益时。出生时温柔复苏,维持适当心率(＞100 次/分),尽量避免大潮气量及使用 100％氧气。对严重早产的婴儿,考虑在产房内气管插管预防性给予表面活性物质;对稍成熟的早产儿,应早期开始使用 CPAP,如有 NRDS 征象出现,尽早治疗性应用表面活性物质。在 NRDS 病程中,应尽早使用天然表面活性物质;对更成熟些的早产儿,有可能在给予表面活性物质后立即拔出气管插管使用 CPAP,此种情况应根据患儿耐受情况决定。对机械通气者,应尽量缩短机械通气时间,以避免高氧血症或低碳酸血症。

如 NRDS 仍未好转,考虑重复使用表面活性物质。拔除气管插管后,婴儿应继续接受 CPAP 治疗直至病情稳定。在处理 NRDS 过程中,良好的支持护理亦很重要。应使用抗生素直至除外败血症。病程中应始终维持患儿体温在正常范围,仔细平衡液体,进行营养支持。初期可能采用肠道外营养。定期监测血压,以维持正常组织灌注,如有必要,可使用缩血管药物,如有指征,使用药物关闭动脉导管。

第八节   新生儿胎粪吸入综合征

【概述】

胎粪吸入综合征(MAS)多见于足月儿和过期产儿,由于产前或产时缺氧,吸入混有胎粪的羊水,引起气道梗阻,于出生后出现一系列呼吸困难症状。

【诊断依据】

1.常见于足月儿或过期产儿,有明确的宫内窘迫及出生窒息史。

2.早期出现呼吸困难症状,查体可见明显胎粪污染痕迹,有胸廓隆起、桶状胸等表现及典型的肺部体征。

3.生后早期气管插管、气管内吸引可吸出稠厚的胎粪。

4.X线胸片,轻者见肺气肿及肺纹理增粗,重者双肺有分布不均的斑片状、云絮状或大片状阴影,常见节段性肺不张及肺气肿,亦可见间质性肺气肿、纵隔气肿或气胸,少数病例可见胸腔积液。

5.血气分析有 pH 下降、PaO_2 降低、$PaCO_2$ 升高、BE 负值增大、乳酸升高等改变。

6.常合并肺外缺氧表现,如中枢神经系统兴奋或抑制症状、心音低钝、心率减慢及尿潴留等。

【治疗】

1.本病重在预防。胎儿娩出后在建立自主呼吸前即刻吸净口鼻腔残存胎粪,并做气管内插管吸出气管内胎粪。

2.症状较轻的生后给予面罩或头罩吸氧,存在持续低氧血症者给予 CPAP 治疗,压力严格限制在 0.490kPa(5cmH$_2$O)以下;症状仍不减轻,可给予机械通气治疗。

3.应用抗生素预防感染。

第九节 新生儿黄疸

一、生理性黄疸

【概述】

生理性黄疸多见于生后 1 周内,系由于新生儿特定的生理特点引起,对机体不产生严重危害,常于 2～4 周内自行消退。

【诊断依据】

1.无特殊引起胆红素升高的病理因素存在。

2.出现时间:生后 2～3d,于 4～5d 达到高峰,2 周左右消退,早产儿可延长至生后 4 周。

3.以前以足月儿血清胆红素≤205 肛 mol/L(12mg/dl),早产儿血清胆红素≤256μmol/L(15mg/dl)为诊断高胆红素血症的标准,近年发现生理性黄疸与多种因素(如喂养、种族等)有关,出现时间可早在 24h 内,最高水平可达 15mmol/L,故认为应更新生理性黄疸的概念,新的标准正在制定中。

4.患儿除皮肤黄疸外,一般状态佳,反应良好,进乳正常。

【治疗】

1.不需特殊治疗,适当提早喂养,促进胎便及早排出。

2.对早产儿及极低出生体重儿,可适当采用光疗。

二、新生儿溶血病

【概述】

新生儿溶血病是指母婴血型不合引起的同族免疫性溶血,以 Rh 血型系统及 ABO 血型系统不合引起为主。本病的特点是在生后早期即出现严重黄疸,并进行性加重,易于发生胆红素脑病,故需引起密切注意。

【诊断依据】

1.母婴血型不合(ABO,Rh 血型系统多见),母亲多有流产、死胎病史。Rh 溶血病第二胎发病,ABO 溶血病第一胎即可发病。

2.生后 24h 内出现黄疸伴贫血、肝脾肿大等临床表现,重者有胎儿水肿。

3.血清总胆红素升高,以间接胆红素升高为主。

4.血常规示红细胞和血红蛋白均明显降低,常为正细胞正色素性贫血,网织红细胞明显升高,红细胞形状常为小圆形。末梢有核红细胞增多。

5.血清学检测:患儿红细胞直接抗人球蛋白试验,阳性者表示患儿红细胞被血型抗体致敏(Rh溶血病常为阳性,ABO溶血病采用改良法才能获得阳性结果);抗体释放试验使患儿红细胞上致敏的抗体释放以鉴定其类型,可作为确证试验;检测血清中游离血型抗体类型可辅助诊断并初步估计溶血的程度。

【治疗】

1.光疗:首选蓝光,双面光优于单面光,可间断光疗或持续照射 24～72h,光疗期间注意增加 25%～30% 的液体量。

2.碱化血液,使血 pH 维持在 7.45 以上。

3.白蛋白 1g/kg 或血浆 10ml/kg 静脉输注。

4.口服苯巴比妥 5mg/(kg·d),分 3 次,疗程 6d。

5.胆红素水平达 342μmol/L 以上或出现胆红素脑病警告期症状者考虑换血治疗。

三、新生儿胆红素脑病

【概述】

胆红素脑病指胆红素沉积于脑的各个部位,造成神经细胞胆红素浸润,导致一系列中毒性病理变化,并引起相应的临床症状,由于以基底核受累为最明显,又称核黄疸,与新生儿血-脑脊液屏障通透性高有关,同时受胎龄、缺氧窒息、酸中毒、感染、低蛋白血症等多种因素影响。

【诊断依据】

1.有原发性胆红素升高的疾病表现(如溶血病等)或存在感染、酸中毒、缺氧缺血性脑病、低蛋白血症等危险因素。

2.随着胆红素水平的升高,出现神经系统抑制或兴奋症状。其临床表现分为以下四期。

(1)警告期:在原有黄疸进一步加重的情况下,出现拒乳、嗜睡、反应低下、肌张力减低等神经系统抑制症状,通常持续 12～24h。

(2)痉挛期:可表现为抽搐,轻者只有短暂的双眼凝视,重者有全身痉挛性抽动表现,可有呼吸暂停或呼吸困难,更重者呈角弓反张状。抽搐发作时常伴发热。此期持续 12～48h。

(3)恢复期,患儿一般状态、反应逐渐恢复,抽搐减少并逐渐消失,持续约 2 周时间。

(4)后遗症期:于新生儿晚期出现手足徐动、眼球运动障碍、耳聋、智力低下等后遗症状。

3.血清胆红素测定明显升高,以间接胆红素升高为主,高于临界值(在早产儿,尤其极低出生体重儿或存在其他高危因素时,可不高于临界值)。

4.脑干听觉诱发电位示听神经受累以中枢部位为主,对高频率音调失听。

5.头部 MRI 可见双侧基底核异常信号影。

【治疗】

重在预防,对胆红素水平高于正常者积极促进黄疸消退,超过临界值或出现中枢神经系统早期症状者及早进行换血治疗。

四、母乳性黄疸

【概述】

随着对母乳喂养的大力提倡及对母乳性黄疸认识的提高,母乳性黄疸在新生儿的发病率较前有明显升高,一般不需特殊治疗,但应注意与其他病理性黄疸进行区分。

【诊断依据】

1.母乳喂养为主。

2.黄疸与生理性黄疸同时出现,高峰持续不退,除黄疸外,无任何临床症状,生长发育良好,无贫血。

3.除外其他引起黄疸的疾病。

4.实验室检查:血清总胆红素升高,以间接胆红素升高为主;肝脏功能正常;血常规示红细胞数量、血红蛋白数量在正常范围。

5.试验性停母乳 1～3d,换以配方乳或牛乳,血清胆红素下降 30%～50%,是诊断的主要依据。

【治疗】

轻者不需特殊治疗,以增加喂奶次数为主,重者可选择性应用光疗促进黄疸消退。

五、新生儿肝炎

【概述】

新生儿肝炎临床症状出现于新生儿期,是胎内肝炎的延续,病因繁多,以病毒感染为主,多表现为梗阻性黄疸症状,早期确诊对治疗及改善预后有利。

【诊断依据】

1.母孕期有或无病毒感染史,生后黄疸进行性加重,出现白便、肝脏肿大,偶伴发先天发育异常。

2.血清胆红素升高,以直接胆红素升高为主。

3.肝功生化示谷丙转氨酶、碱性磷酸酶等升高。

4.放射性核素胰胆管造影见肝内胆管阻塞、胆汁排除不畅甚至闭塞。

5.病原学检查:血清学检测病毒抗体,尿液中检测巨细胞病毒包涵体。近年已开展多聚合酶链反应(PCR)技术,用于检测病原体 DNA,大大提高了病毒检出率,为诊断提供了病原学依据。

【治疗】

合理营养,配合中药口服辅助消炎利胆。明确病原后适当抗病毒治疗,近年应用更昔洛韦治疗巨细胞病毒感染取得一定疗效。

第三章　呼吸系统疾病

第一节　急性感染性喉炎

急性感染性喉炎为喉部黏膜弥漫性炎症,好发于声门下部,又称急性声门下喉炎。春、冬二季发病比较多,常见于1～3岁幼儿,男性发病较多。

一、临床表现

典型病例有短期(数天)咳嗽、鼻卡他症状和低热等症状。随后发展成典型的症候群:声音嘶哑、犬吠样咳嗽和吸气性喉鸣。症状常以夜间为重,并在第2～3天夜间达高峰。多继发于上呼吸道感染,也可为急性传染病的前驱症状或并发症。可有不用程度的发热,夜间突发声嘶、犬吠样咳嗽和吸气性喉鸣。咽喉部充血,声带肿胀,声门下黏膜呈梭状肿胀,以致喉腔狭小发生喉梗阻。呈吸气性呼吸困难,鼻翼扇动,吸气时出现三凹征。面色发绀,有不同程度的烦躁不安。白天症状较轻,夜间加剧(因入睡后喉部肌肉松弛,分泌物潴留阻塞喉部,刺激喉部发生喉痉挛)。少数患儿有呛食现象,哺乳或饮水即发呛,吃固体食物呛咳较轻。为了便于观察病情,掌握气管切开的时机,按吸气性呼吸困难的轻重将喉梗阻分为四度:①一度喉梗阻,患儿在安静时如常人,只是在活动后才出现吸气性喉鸣和呼吸困难。胸部听诊,呼吸音清楚。如下呼吸道有炎症及分泌物,可闻及啰音及捻发音,心率无改变。②二度喉梗阻,患儿在安静时也出现喉鸣及吸气性呼吸困难。胸部听诊可闻喉传导音或管状呼吸音。支气管远端呼吸音降低,听不清啰音。心音无改变,心率较快,120～140次/分。③三度喉梗阻,除二度梗阻的症状外,患儿因缺氧而出现阵发性烦躁不安,口唇及指(趾)发绀,口周发青或苍白。胸部听诊呼吸音明显降低或听不见,也听不到啰音。心音较钝,心率在140～160次/分以上。④四度喉梗阻,经过呼吸困难的挣扎后,渐呈衰竭,半昏睡或昏睡状态,由于无力呼吸,表现暂时安静,三凹征也不明显,但面色苍白或发灰。此时呼吸音几乎全消失,仅有气管传导音。心音微弱极钝,心率或快或慢,不规律。

二、诊断及鉴别诊断

小儿急性喉炎发作快,有其特殊症状,声嘶、喉鸣、犬吠样咳嗽、吸气性呼吸困难,一般诊断无困难,但应与白喉、急性膜性喉炎、喉水肿、喉痉挛、急性会厌炎、喉或气管异物等婴幼儿喉梗阻相鉴别。

三、治疗

小儿急性喉炎病情发展快,易并发喉梗阻,应及时治疗。使用抗生素及肾上腺皮质激素治疗,疗效迅速良好。

1.给氧　缺氧或发绀患儿应给氧,以缓解缺氧。

2.肾上腺皮质激素疗法　激素有抗炎、抗病毒及控制变态反应的作用,治疗喉炎效果良好,用量要大,否则不易生效。凡有二度以上喉梗阻均用激素治疗。常用泼尼松、地塞米松或氢化可的松;病情较轻者,可口服泼尼松 $1\sim2mg/kg$,每 $4\sim6h$ 1 次。一般服药 $6\sim8$ 次后,喉鸣及呼吸困难多可缓解或消失,呼吸困难缓解后即可停药。二度以上喉梗阻者可用地塞米松 $0.1\sim0.3mg/kg$ 或 $0.6mg/kg$,或氢化可的松 $5\sim10mg/kg$ 静脉滴注,共 $2\sim3$ 天,或甲泼尼龙,至症状缓解。

3.镇静剂　急性喉炎患儿因呼吸困难缺氧,多烦躁不安,宜用镇静剂,如异丙嗪每次 $1\sim2mg/kg$ 有镇静和减轻喉头水肿的作用。氯丙嗪则使喉肌松弛,加重呼吸困难,不宜使用。

4.雾化吸入　现多用雾化泵雾化吸入,将布地奈德吸入溶液 $1\sim2mg$ 加入雾化器中,雾化吸入后加速喉部炎症及水肿的消退,并稀释分泌物。另外,可用肾上腺素雾化吸入,可有效减轻呼吸道梗阻。剂量为 $0.5mg$,用 $2.5ml$ 生理盐水稀释,此种溶液可按需给予,严重病例甚至可持续给药。

5.直接喉镜吸痰　三度呼吸困难患儿,由于咳嗽反射差,喉部或支气管内有分泌物潴留,可在直接喉镜下吸出,除去机械性梗阻,减轻因分泌物刺激所引起的喉痉挛,多可立即缓解呼吸困难。在进行直接喉镜检查吸痰的同时,还可喷雾 $1\%\sim3\%$ 的麻黄碱和肾上腺皮质激素,以减轻喉部肿胀,缓解呼吸困难。吸痰后,应严密观察病情变化,必要时进行气管切开术。

6.抗生素疗法　急性喉炎病情进展迅速,多有细菌感染,应及早选用适当足量的抗生素控制感染。常用者为青霉素、头孢菌素、红霉素和交沙霉素等。一般患儿,用一种抗生素即可。病情严重者可用两种以上抗生素。应取咽拭子做细菌培养及药物敏感试验,以选用适当抗生素。

7.气管切开术　四度呼吸困难者,应立即行气管切开术抢救。三度呼吸困难经治疗无效者也应做气管切开。

8.其他对症疗法　体温高者,应用物理或药物降温。进流质或半流质易消化食物,多饮水,必要时输液。中毒症状重者,可输全血或血浆。痰黏稠干燥者用雾化吸入。

第二节　重症肺炎

小儿肺炎是危害小儿健康,威胁小儿生命的常见病、多发病,是婴幼儿时期主要死亡原因。小儿重症肺炎除呼吸系统症状体征外,常并发心力衰竭、呼吸衰竭、休克、弥散性血管内凝血、中毒性脑病等,是儿科危重症之一。

一、临床表现

(一)一般症状

发病前多有轻度的上呼吸道感染或支气管炎。多数起病急骤,发热 38～39℃,亦可高达 40℃,新生儿、重度营养不良、佝偻病等患儿可以体温不升或低于正常。除发热外可有疲乏、困倦、精神不振或烦躁不安,小婴儿可有呛奶。

(二)呼吸系统症状和体征

咳嗽,早期为刺激性干咳,极期咳嗽反略减轻,恢复期咳嗽有痰。呼吸增快,气促,40～80 次/分,常见呼吸困难、鼻翼扇动、三凹征及口周或指甲发绀。肺部体征早期不明显,可有呼吸音粗糙或稍低,以后可闻及中、细湿啰者,以背部两肺下方及脊柱旁较多,于深吸气末更为明显。叩诊多正常,但如病灶融合累及部分或整个肺叶时则出现实变体征;叩诊浊音,语颤增强,呼吸音减弱或出现支气管呼吸音。

(三)重症肺炎的临床表现

小儿重症肺炎除以上症状、体征外,还有如下临床表现。

1.循环系统　主要表现为急性充血性心力衰竭,这是小儿重症肺炎最常见的严重并发症。诊断依据如下:①呼吸困难突然加重,烦躁不安,面色苍白或发绀,不能以肺炎或其他合并症解释者。呼吸频率超过 60 次/分;②心率增快在 160～180 次/分以上,不能以体温升高和呼吸困难解释,或心音低钝、出现奔马律;③肝脏增大≥3cm 或进行性增大;④胸部 X 线检查可有心脏扩大。

2.神经系统　由于缺氧和脑水肿,可表现为嗜睡、精神萎靡或烦躁不安。严重者有中毒性脑病,表现惊厥、半昏迷或昏迷、呼吸不规则甚至呼吸中枢麻痹。眼底可有视神经盘水肿。脑脊液检查可有压力升高,细胞、蛋白、糖及氯化物正常。

3.消化系统　患儿常有呕吐、腹胀、腹泻,严重病儿可有中毒性肠麻痹,表现严重腹胀,使膈肌升高压迫肺部,加重呼吸困难。腹部听诊肠鸣音消失。

4.感染性休克和弥散性血管内凝血(DIC)　重症肺炎时,某些细菌感染可以引起微循环衰竭,发生感染中毒性休克,表现四肢凉、皮肤发花、脉弱而速、血压下降等。还可引起弥散性血管内凝血,表现皮肤、黏膜出血点或淤斑,以及消化道、呼吸道、泌尿道等出血。

5.呼吸衰竭　呼吸衰竭是重症肺炎的严重表现,可引起死亡。除表现呼吸困难、鼻翼扇动、三凹征、口唇发绀、嗜睡或躁动外,严重者呼吸由浅快转为浅慢,节律紊乱、常出现下颌呼吸或呼吸暂停。可同时伴有末梢循环衰竭及脑水肿、脑疝的表现,如四肢末端发凉、发绀,血压下降,昏睡或昏迷等。根据血气改变可分为Ⅰ型呼吸衰竭:$PaO_2 \leqslant 6.67kPa(50mmHg)$,$PaCO_2$ 正常;Ⅱ型呼吸衰竭:$PaO_2 \leqslant 6.67kPa$ $(50mmHg)$,$PaCO_2 \geqslant 6.67kPa(50mmHg)$,严重者 $PaCO_2 \geqslant 9.33kPa(70mmHg)$。

二、实验室及其他检查

1.血象　细菌性肺炎时白细胞总数多增高,一般可达 $15 \times 10^9 \sim 30 \times 10^9/L$ [(1.5 万～3 万)/mm³]或以上,中性粒细胞增加,并有核左移现象。但在重症金黄色葡萄球菌肺炎、某些革兰阴性杆菌肺炎时白细胞可不增高或反而降低。病毒性肺炎时白细胞数大多正常或降低。血片中性粒细胞碱性磷酸酶染色对鉴别细菌性肺炎与病毒性肺炎有一定参考意义。

2.病原学检查　细菌学检查包括痰及鼻咽腔分泌物做涂片或细菌培养。涂片检查细菌对革兰阴性杆菌性肺炎的早期诊断有一定价值。如细菌培养,对肺炎的病原学诊断较有意义。如并发胸腔积液,可将穿刺液送培养,如疑有败血症可送血培养。如疑有病毒性肺炎可做鼻咽部洗液病毒分离,或免疫荧光检查及双份血同型病毒抗体测定。

3.X线检查　X线检查在肺炎的诊断上很重要,可帮助确定肺炎的性质。不同肺炎 X 线表现有区别,如金黄色葡萄球菌肺炎,肺部可见小圆形病灶及肺脓肿、肺大疱、脓胸、脓气胸等。一般细菌性肺炎可见两肺中内带纹理粗重及小点片状阴影。病毒性肺炎小片状阴影可以融合成大片状。支原体肺炎常可见不整齐云雾状轻度肺浸润阴影,以两下肺叶多见。X 线检查还可发现肺炎的某些并发症,如脓胸、气胸及脓气胸等。

三、诊断与鉴别诊断

1.诊断　根据发热、咳嗽、喘憋等症状,肺部叩诊及听诊的异常改变,可以做出初步诊断。配合胸部 X 线检查可以进一步明确诊断。咽培养或痰培养对了解病原菌有参考价值。确诊肺炎后,应进一步判定病情的轻重,判断有无心力衰竭、中毒性脑病、休克及弥散性血管内凝血、呼吸衰竭等,以便早期发现及治疗。

2.鉴别诊断

(1)支气管炎:轻症肺炎与支气管炎相似,支气管炎一般全身症状较轻,多无明显呼吸困难和发绀,肺部可听到中湿啰音,多不固定,随咳嗽而变,但听不到细湿啰音。

(2)肺结核:当肺炎病程较长或一般抗生素治疗不顺利时应注意是否有肺结核。但一般肺结核肺部啰音常不明显。可根据结核接触史、结核菌素试验、结核中毒症状、胸片表现等鉴别。

四、治疗

(一)一般治疗

环境保持安静,保持室温在 20℃左右,相对湿度 50％左右。每日定时通风换气。给予易消化饮食,保证液体入量。呼吸困难者吸氧,保持呼吸道通畅,痰多者给超声雾化或祛痰药,以利痰液排出。烦躁不安或惊厥时可给氯丙嗪及异丙嗪各 1mg/kg,肌内注射,也可给苯巴比妥 8～10mg/kg,肌内注射或水合氯醛 50mg/kg 灌肠。

(二)抗感染治疗

肺炎球菌肺炎首选青霉素,青霉素过敏者可用红霉素或林可霉素。金黄色葡萄球菌肺炎可选用苯唑西林钠,或红霉素、万古霉素、头孢噻吩、头孢唑啉等。大肠杆菌、肺炎克雷白杆菌、流感杆菌肺炎可选用氨苄西林、羟苄西林或哌拉西林,并可与氨基糖苷类抗生素,如阿米卡星联合治疗。也可用头孢类抗生素如头孢他啶。绿脓杆菌肺炎选用羧苄西林、哌拉西林,可与氨基糖苷类抗生素如阿米卡星联合应用。对青霉素过敏或上述药物疗效不佳者选用第二、三代头孢菌素如头孢他啶、头孢哌酮等。病毒性肺炎一般选用阿昔洛韦或更昔洛韦。支原体肺炎则以红霉素效果较好。

(三)严重并发症的治疗

实施早期心肺功能监护和无创心肺功能支持(NCPAP)优先策略,是处理婴儿重症肺炎的有效措施。

1.快速心肺功能评估和监测　婴儿重症肺炎常处于心肺功能衰竭的高危状态,快速心肺功能评估操作可概括为望、听、触3个步骤。三者同时进行,望和听贯彻评估始终。望:患儿体位或姿势、面色、眼神和呼吸状态(胸廓起伏、三凹征)、口鼻分泌物及对环境或外刺激的肢体和语言反应。触:肢体温度、肌张力和肌力、中心(颈内和股动脉)和周围脉搏(桡动脉和肱动脉)强弱和节律。听:呼吸呻吟、痰鸣,用听诊器听心率、心律和吸气相呼吸音强弱。及时地辨认潜在性或代偿性呼吸、循环功能不全状态,并给予及时、适宜的心肺功能支持是正确有效治疗婴儿重症肺炎的基础。

2.保持气道通畅及优先应用经鼻持续气道正压(NCPAP)支持策略　对于重症肺炎患儿,保持合适的体位和气道通畅非常重要。翻身拍背,雾化吸痰是最基础的呼吸治疗。应用 CPAP 的指征:自主呼吸较强,有低氧血症Ⅰ型呼吸衰竭,或者低氧血症合并二氧化碳潴留($PaCO_2$<80mmHg)的Ⅱ型呼吸衰竭,收治入 PICU 后的婴儿重症肺炎均直接应用 NCPAP;除急性心肺功能衰竭、全身衰竭、重症休克、pH 值<7 者、中枢性呼吸衰竭行直接气管插管机械通气外,Ⅱ型呼吸衰竭者亦首先应用 NCPAP 系统、并在短时间(15~30min)根据疗效决定是否继续应用。在病情允许时,应仔细检查 NCPAP 系统、患儿状态或调整其参数后可再一次试用观察疗效。终止 NCPAP 行机械通气指征:NCPAP 支持下病情仍不能控制,pH 值持续<7.20 达 8h 以上或病情进行性加重。NCPAP 应用需要积累一定的临床经验,一般宜在 PICU 内应用。但是对于综合医院的儿科抢救室和专业病房内的抢救室,在充分培训基础上,也可以开展此项技术。

3.婴儿重症肺炎合并呼吸衰竭、休克和心衰的处理　ABC 原则。A:气道管理和通畅气道。湿化、雾化及排痰,接触支气管痉挛和水肿。B:无创和有创呼吸支持。C:维持心血管功能。判断液体平衡状态,给予扩容和限液利尿,纠正酸碱电解质平衡,血管活性药、正性肌力药、强心药和加压药。

4.注意事项　调整呼吸和循环功能支持的治疗原则和策略:①呼吸衰竭所致的心力衰竭应积极改善通气和肺氧合,其中闭塞性毛细支气管炎、喘憋性肺炎所致的呼吸衰竭主要是改善通气,急性肺损伤(ALI)所致的呼吸衰竭主要改善肺氧合,通过呼吸支持才能达到控制心力衰竭目的;②因缺氧、呼吸功增加引起的代偿性心功能不全,主要是调整心脏前后负荷(NCPAP、充分镇静、退热等)和维持内环境稳定,以减轻心脏负荷为治疗心力衰竭的主要措施;③肺血多的先心性心脏病肺炎合并心力衰竭和呼吸衰竭,常在充血性心力衰竭急性加重基础上导致呼吸衰竭,因此治疗主要是强心、限液、利尿,应用 NCPAP 限制肺血流量和减轻左心后负荷的作用;④急性肺损伤(ALI)和急性呼吸窘迫综合征(ARDS)时伴有的心力衰竭常是多器官功能不全综合征(MODS)的一部分,此时存在心脏和外周循环两方面的因素,临床多表现为休克,需经谨慎扩容试验后(2～3ml/kg)才可判断有效循环血量的状态,进一步决定液体的量和速度。地高辛和血管活性药物是治疗的一部分。

附:小儿支原体肺炎

支原体肺炎是由肺炎支原体引起的肺炎,过去也称为原发性非典型肺炎,是与典型的大叶性肺炎相对而言,典型的大叶性肺炎是由肺炎链球菌感染引起的,临床表现为发热、咳嗽、咯铁锈色痰,X 线胸片见大片状阴影,青霉素治疗有效,而支原体肺炎表现与典型肺炎相似,但病原体不是链球菌,而是支原体,青霉素治疗无效,且病程长,所以称非典型肺炎。这种肺炎是学龄儿童及青少年常见的肺炎,近年来,成人和婴幼儿也不少见。支原体肺炎全年均可发病,但发病高峰是秋冬季,是由口鼻分泌物经空气传播可引起散发和小流行。

(一)病原学

支原体是介于细菌与病毒之间,能独立生活的最小微生物,无细胞壁,仅有由 3 层膜组成的细胞膜,是动物多种疾病的致病体。

目前已发现 8 种类型,其中只有肺炎支原体肯定对人致病,主要引起呼吸系统疾病,如咽炎、支气管炎、肺炎等。由于支原体无细胞壁,所以凡能阻碍微生物细胞壁合成的抗生素(如青霉素、头孢菌素等)对支原体无效。

(二)支原体肺炎的临床表现

支原体肺炎起病缓慢,潜伏期为 2～3 周,病初有全身不适、乏力、头痛。2～3 天后出现发热,体温常达 39℃左右,可持续 1～3 周,可伴有咽痛和肌肉酸痛。咳嗽为本病突出的症状,一般于病后 2～3 天开始,初为干咳,后转为难治性剧咳,常有黏稠痰液,偶带血丝,少数病例可类似百日咳样阵咳,可持续 1～4 周。肺部体征多不明显,甚至全无,少数可听到干、湿啰音,故体征与剧咳及发热等临床表现不一致,为本病特点之一。婴幼儿起病急,病程长,病情较重,表现为呼吸困难、喘憋,喘鸣音较为突出;肺部啰音比年长儿多。部分患儿可有皮疹、溶血性贫血、脑膜炎、心肌炎、肾炎、吉兰-巴雷(格林-巴利)综合征等肺外表现。极少部分患儿呈现重症肺炎的表现,如持续高热、剧烈咳嗽、多脏器损害,病情进展快,治疗效果差,可导致死亡。

(三)支原体肺炎的诊断

本病的重要诊断依据为肺部 X 线改变。支原体肺炎的肺部 X 线有四种改变,一种为支气管肺炎的改变,常为单侧性,以右肺中下肺野多见;也可为间质性肺炎的改变,两肺呈弥散性网状结节样阴影;还有一种是均匀一致的片状阴影与大叶性肺炎改变相似者;再就是肺门阴影增浓和胸腔积液。上述改变可相互转化,有时一处消散,而另一处又出现新的病变,即所谓游走性浸润;有时呈薄薄的云雾状浸润影。本病的另一个诊断依据是病原学检查。患儿的痰、鼻和喉拭子培养可获肺炎支原体,但需时约 3 周,不能用于早期诊断。发病后 2 周,约半数病例产生抗体,我们可以测患儿体内的支原体抗体来进行诊断,也可以通过红细胞冷凝集试验阳性来诊断。

(四)支原体肺炎的治疗

小儿支原体肺炎的治疗与一般肺炎的治疗原则基本相同,采取综合治疗措施。包括一般治疗、对症治疗、抗生素的应用、肾上腺皮质激素,以及肺外并发症的治疗5 个方面。

1.一般治疗

(1)呼吸道隔离:由于支原体感染可造成小流行,且患儿病后排支原体的时间较长,可达 1～2 个月之久。婴儿时期仅表现为上呼吸道感染症状,在重复感染后才发生肺炎。同时在感染支原体期间容易再感染其他病毒,导致病情加重迁延不愈。因此,对患儿或有密切接触史的小儿,应尽可能做到呼吸道隔离,以防止再感染和交叉感染。

(2)护理:保持室内空气新鲜,供给易消化、营养丰富的食物及足够的液体。保持口腔卫生及呼吸道通畅,经常给患儿翻身、拍背、变换体位,促进分泌物排出、必要时可适当吸痰,清除黏稠分泌物。

(3)氧疗:对病情严重有缺氧表现者,或气道梗阻现象严重者,应及时给氧。其目的在于提高动脉血氧分压,改善因低氧血症造成的组织缺氧。给氧方法与一般肺炎相同。

2.对症处理

(1)祛痰:目的在于使痰液变稀薄,易于排出,否则易增加细菌感染机会。但有效的祛痰剂甚少,除加强翻身、拍背、雾化、吸痰外,可选用溴己新(必嗽平)、乙酰半胱氨酸(痰易净)等祛痰剂。

(2)止咳:由于咳嗽是支原体肺炎最突出的临床表现,频繁而剧烈的咳嗽将影响患儿的睡眠和休息,可适当给予镇静剂如水合氯醛或苯巴比妥,酌情给予小剂量可待因镇咳,但次数不宜过多。可雾化吸入布地奈德及沙丁胺醇降低气道高敏,减少咳嗽。

（3）平喘：对喘憋严重者，可选用支气管扩张药，如氨茶碱口服，4～6mg/（kg·次），每 6 小时 1 次；亦可用沙丁胺醇、布地奈德等吸入。

（4）退热可选用布洛芬、对乙酰氨基酚等。

3.抗生素的应用　根据支原体微生物学特征，凡能阻碍微生物细胞壁合成的抗生素如青霉素等，对支原体无效。因此，治疗支原体感染，应选用能抑制蛋白质合成的抗生素，主要是大环内酯类抗生素如阿奇霉素、红霉素、吉他霉素等。疗程 2～3 周。

4.肾上腺糖皮质激素的应用　因为目前认为支原体肺炎是人体免疫系统对支原体作出的免疫反应，所以.对急性期病情发展迅速严重的支原体肺炎或肺部病变迁延而出现肺不张、肺间质纤维化、支气管扩张或有肺外并发症者，可应用肾上腺皮质激素。如氢化可的松或琥珀酸氢化可的松，每次 5～10mg/kg，静脉滴注；或地塞米松每次 0.1～0.25mg/kg，静脉滴注；或泼尼松 1～2mg/（kg·d），分次口服，一般疗程 3～5 天。应用激素时注意排除结核感染。

5.肺外并发症的治疗　目前认为肺外并发症的发生与免疫机制有关。因此，除积极治疗肺炎、控制支原体感染外，可根据病情使用激素，针对不同并发症采用不同的对症处理办法。

（五）支原体肺炎的预后

大部分患儿经过 2～3 周的治疗，症状体征消失，肺部炎症完全吸收，极少一部分患儿可遗留有慢性咳嗽、肺不张、闭塞性细支气管炎等，个别重症病例可导致死亡。

第三节　哮喘持续状态

哮喘发作时出现严重呼吸困难，在合理应用拟交感神经药物和茶碱类药物仍不见缓解，病情进行性加重，称为哮喘持续状态，又称哮喘严重发作。由于哮喘持续状态时支气管呈严重阻塞，是一种威胁生命的严重状态，一旦确定诊断，应积极进行治疗。

一、临床表现

哮喘急性发作或加重时突然出现气促、咳嗽、胸闷等症状，或进行性加重，常伴有呼吸窘迫、呼气流速下降为其特征。其发作可因数小时内接触致敏原等刺激物、呼吸道感染或治疗失败所致，病情加重可在数天、数小时内出现，亦可在数分钟内危及生命。在病情危重时患儿因喘息说话困难,语言不连贯,大汗,呼吸频率>25～30次/分,心率>140次/分,峰流速(PEFR)低于预计值60%,呼吸减弱,呼吸音甚至听不到,并出现发绀、烦躁、意识障碍甚至昏迷,为致命性哮喘发作。

二、出现哮喘持续状态的危险因素及表现

1.病史 激素依赖的慢性哮喘;存在ICU抢救史或多次住院史;有机械通气史;既往48h反复去过急诊室;突然开始的严重的呼吸困难,治疗效果甚差者;在严重发作时患儿、家属及医生均认识不足;不按医嘱服药者;具有心理社会学问题,如精神抑郁、家庭不和睦出现危机时;否认本身症状严重性及脑水肿低氧惊厥。

2.体检 奇脉:正常人呼吸时,脉波大小多无变化,或只有轻度变化(低于1.33kPa),如脉波在呼气终了时变强,吸气时衰弱,差别明显增加,则称为奇脉,如差别2.67kPa,多伴有严重肺气肿,气道阻塞,这是判断严重哮喘的一个可靠指标(除非患儿有心包收缩及填塞情况);还可有低血压、心动过速、呼吸增快、发绀、气短、昏睡、激动、三凹征、严重呼吸困难、呼吸音减低。

三、实验室检查

1.峰流速(PEFR)及一秒钟用力呼气容积(FEV_1) 测定此项检查特别有助于在支气管舒张剂应用前后的对比,如重复给予β_2支气管舒张药后PEFR或FEV_1仍<40%预计值,意味患者已处于哮喘持续状态。

2.血气测定 对肺泡通气情况评估很有意义。如为正常$PaCO_2$值,意味着呼吸肌疲劳即将出现,如$PaCO_2$超过正常值,就必须小心监测。

3.胸部X线检查 当患儿疑有感染或有急性哮喘并发症(气胸、纵隔气肿或肺不张)或疑有气道异物时可进行胸部X线检查(尽量在床边检查)。

4.茶碱血浓度测定 在平时应用氨茶碱的患儿需进行血药浓度测定,以指导氨茶碱的进一步使用。

5.血电解质测定 有助于补液。

四、哮喘持续状态治疗

严重哮喘一旦被确定即需急诊治疗、住入重症监护病房,进行心脏监测。

(一)氧疗

为保证组织有充分氧气,应保持供养,吸氧浓度以40%为宜,流量相当于6～8L/min,应用一般面罩吸入更为合适,使血气维持在PaO_2 9.3～12kPa(70～90mmHg)更为理想,不要应用氧气帐,因为氧气不会到达下气道,反因氧气对有些

哮喘患儿有刺激而引起咳嗽或病情加重,且不宜观察病情。多数患儿经 30%～50%给氧后即可纠正低氧血症,但有的患儿给予充分氧疗后 PaO_2 仍处于 6.7～8.0kPa(50～60mmHg),应考虑可能因大量分泌物、肺不张或肺炎所引起,此时除积极输氧外还要清除痰液,虽然多数哮喘患儿血氧过低甚至严重缺氧,但氧分压低于 8.0kPa(60mmHg)的情况不多见,由于 8.0kPa 氧分压相当于动脉血氧饱和度的 90%,故很少有哮喘患儿发绀或大脑功能受损,一旦出现发绀,意味着严重哮喘发作。在急性哮喘发作时,输氧量很少会使 $PaCO_2$ 升高(慢性肺心病的患儿除外),因此没有必要用特殊的面罩或装置输氧。

(二)镇静

缺氧及早期的呼吸性碱中毒可使哮喘患儿出现烦躁、不安、恐惧,有的甚至出现因刺激所致的持续性、痉挛性咳嗽,此时应考虑使用镇静药。镇静药应选择不抑制呼吸中枢的药物,如 5%水合氯醛。麻醉药或巴比妥酸盐类药物(地西泮等)禁用或少量慎用,若在气管插管下可不受限制。

(三)紧急的药物治疗

1.吸入 β_2 激动药 首选,对于急性重症哮喘患儿缓解症状和治疗的效果及安全性已无争议,β_2 激动药的作用较为持久,且 β_2 受体激动药所产生心血管不良反应较少,常用有沙丁胺醇(舒喘灵、万托林)或特布他林。在第 1 小时内每 20min 吸 1 次,1h 内吸 3 次,以后可以酌情连续吸入,每 2～4h 时可重复吸入 1 次,直至病情稳定。

2.皮质激素 皮质激素和 β_2 激动药联合作用是治疗严重哮喘的基础,皮质激素应用不足已被证明是哮喘致死的主要因素。皮质激素对哮喘的作用是抑制炎症细胞趋化效应和炎性反应,减少炎性和细胞因子的释放,降低黏膜上皮和微血管的通透性,减轻黏膜水肿,并通过腺苷酸环化酶增强 β_2 激动药的效应,减轻支气管的痉挛作用。严重哮喘对皮质激素的反应迟缓,通常在 4～6h 内还见不到明显的效应,而在轻中度患儿,反应约需1h,对严重哮喘发作应尽早使用皮质激素。对皮质激素的应用可采用应用甲泼尼龙 2～6mg/(kg·d),分 2～3 次输注,或氢化可的松(有酒精过敏者禁用),或琥珀酸氢化可的松,通常用静脉注射 5～10mg/kg,必要时可加大剂量。一般静脉糖皮质激素使用 1～7 天,症状缓解后即停止静脉用药。若需持续使用糖皮质激素,可改为口服泼尼松 1～2mg/(kg·d)(每日最大量 40mg),分 2～3 次服,经 3～4 天后停用。短期使用皮质激素的不良反应很少,严重哮喘是一种危险情况,绝不要因担心不良反应而对皮质激素的应用有所犹豫。条件较差无甲泼尼龙时,可用地塞米松每次 0.25～0.75mg/kg,但效果不如前者。

也可以雾化吸入布地奈德,雾化吸入 0.5～1.0mg/次,2 次/天,可以与沙丁胺醇和异丙托溴胺一起吸入。

3.抗胆碱药　抗胆碱药在体内与乙酰胆碱竞争结合 M 受体,主要通过抑制分布于气道平滑肌上的 M 受体,从而松弛平滑肌;其次可降低细胞内环鸟苷酸(cGMP)水平、提高环磷腺苷(cAMP)/cGMP 比值,抑制肥大细胞的介质释放,有一定支气管舒张作用,目前临床联合应用异丙托溴铵(溴化异丙托品)与 β_2 激动药能增加其疗效。剂量为≤2 岁:125μg(0.5ml);＞2 岁:250μg(1ml),为 0.025％溶液稀释至 2～3ml,每日 3～4 次雾化吸入。

4.氨茶碱　小儿慎用,氨茶碱是茶碱和乙烯二氨组成的一种复合物,因而易溶于水。氨茶碱具有较明显中枢性呼吸刺激作用,可加强呼吸肌收缩,在急性重症哮喘发作时,氨茶碱仍为有价值药物。氨茶碱的支气管舒张效应与其血药浓度间呈明显的相关,由于氨茶碱的有效剂量和中毒剂量相近,应用时需进行血清氨茶碱浓度测定。

在哮喘严重发作时,可给予负荷剂量氨茶碱,在不同年龄及不同病情应用氨茶碱量不同,在用负荷剂量后 30～60min,有条件者可测量氨茶碱血药浓度,如＞20μg/ml 则停止继续给维持量,如低于 10μg/ml,可适当增加药量(增加 20％注射量)。以后可在给药 12h、24h 后取血查血药浓度。

氨茶碱开始负荷剂量为 5～6mg/kg,要求在 20～30min 静脉滴入,以后＜9 岁者 1.1mg/(kg・h),＞9 岁者 0.7mg/(kg・h),如患儿给过静脉氨茶碱,不要用负荷剂量,可每次 3～4mg/kg,以后给 0.7～1.1mg/(kg・h)。如不用维持静脉给药亦可用氨茶碱每次 4～5mg/kg,每 6h 重复静脉滴注 1 次,以 20～30min 静脉滴入,2 岁以下因氨茶碱清除率低,最好持续维持给药,其持续给药剂量为:2～6 个月内,0.5mg/(kg・h),6～11 个月,0.7mg/(kg・h)。不同年龄每日氨茶碱安全剂量见表 3-1。

表 3-1　不同年龄每日氨茶碱安全剂量

年龄(岁)	平均每日总量±标准差(mg/kg)
1～8	25+5
8～16	20±5
＞16	12+3

5.硫酸镁　镁离子舒张支气管的机制未完全清楚,一般认为镁能调节多种酶的活性,能激活腺苷环化酶,使三磷腺苷生成环磷腺苷(cAMP),提高 cAMP/

cGMP 的比值,使肥大细胞介质不易释放,能激活低下的肾上腺素能受体功能,并降低支气管平滑肌的紧张度,使支气管扩张而改变通气情况,故目前硫酸镁在哮喘急性发作中正在取得一定地位,特别是对常规药物治疗无效者,是较安全治疗哮喘的药物,一般在静脉注射后 20min 有明显支气管扩张作用,尤其对极度烦躁患儿有一定镇静作用。儿童用量为每次 0.025g/kg(25%硫酸镁每次 0.1ml/kg)加 10%葡萄糖溶液 20ml 在 20min 内静脉滴注,每日 1～2 次。用以上剂量静脉注射比较安全,但注射时仍应注意其呼吸、血压变化,少数患儿出现乏力、胸闷、呼吸减弱、呼吸困难情况,可用 10%葡萄糖酸钙静脉注射。

6.注射用 β_2 肾上腺素能激动药　对于能够使用雾化器或面罩的患儿,注射用药不但没有帮助,反而会增加毒性。因此,此种方法只用于呼吸严重受抑的患儿。

(1)肾上腺素皮下注射:在用 β_2 激动药吸入、氨茶碱静脉滴注不能缓解症状时,或对于那些极度烦躁,无法吸入 β_2 激动药或在气道上存在广泛黏液栓塞,或严重的支气管痉挛,以致吸入药物无法起到作用者,可每次皮下注射 1：1000 肾上腺素 0.01ml/kg,儿童最大不超过 0.3ml。

(2)静脉注射沙丁胺醇:小儿很少用。如雾化吸入沙丁胺醇及静脉滴注氨茶碱处理后病情未见好转,可用沙丁胺醇静脉注射,学龄儿童剂量为每次 $5\mu g/kg$,如病情十分严重,亦可将沙丁胺醇 2mg 加入 10%葡萄糖溶液 250ml 静脉滴注,速度为 1ml/min,即速率保持在 $8\mu g/min$ 左右,静脉滴注 20～30min,起效时间为 20～30min,密切观察病情。若病情好转速度减慢,维持时间一般在 4～6h,故 6～8h 可重复用药。有时注射 β_2 激动药会引起心律不齐,因此要进行心电监护;静脉注射 β_2 激动药常引起严重低钾血症。如出现心律失常或肌肉无力情况时,应随时注意,对学龄前期小儿沙丁胺醇剂量应减半。

(3)异丙肾上腺素:在以上治疗措施无效时可用异丙肾上腺素静脉滴注,最初以每分钟 $0.1\mu g/kg$ 缓慢滴注(0.5mg 异丙肾上腺素加入 10%葡萄糖 100ml,$5\mu g/$ml),在心电图及血气监护下可每 10～15min 增加剂量,按 $0.1\mu g/(kg \cdot min)$ 的速度增加,直到 PaO_2 及通气功能改善,或心率达到 180～200 次/分时停用,有时可发生心律紊乱,如室性心动过速、室颤等,故必须进行心电监护及血气监测才可应用,症状好转可维持用药 24h。由于 β_2 激动药主要通过松弛支气管平滑肌起作用,故具有明显黏膜水肿,不仅仅是支气管痉挛的病症,单独使用 β_2 激动药不能从根本上进行彻底的治疗。虽开始一些严重哮喘患儿对 β_2 激动药的反应快,而在有严重支气管痉挛时可产生不敏感性,故在治疗中应使患儿峰流速仪监测达到预计值 50%～75%时才不至于在治疗过程中复发。

（四）维持体液及酸碱平衡

哮喘持续状态由于呼吸增加及摄入量不足常伴有轻度脱水,适当补充水分以维持血容量使黏稠黏液栓塞排出,但如过多液体输入可能会引起肺水肿,严重急性哮喘存在明显胸内负压,较易在肺间质内蓄积液体,可进一步加重小气道阻塞。由于哮喘急性期抗利尿激素分泌,如过多输液亦可出现低钠血症及水中毒。在临床中患者常因轻度脱水而需补液,开始可给 1/3 张含钠液体,最初 2h 内给 5～10ml/kg,以后用 1/5～1/4 张含钠液维持,见尿后补钾,根据年龄及脱水程度,一般补液量每天 50～120ml/kg。哮喘持续状态时的呼吸性酸中毒,应以改善通气来纠正;代谢性酸中毒常可用吸氧及补液来纠正;明显的代谢性酸中毒可使用碳酸氢钠,稀释至等张液(碳酸氢钠为 1.4%)滴注,未能纠正时可重复同剂量 1 次。

（五）抗心力衰竭治疗

低氧血症、高碳酸血症、酸中毒可导致肺动脉痉挛→肺动脉压力增高→充血性心力衰竭。同时双肺严重气肿→心舒张功能受限→体循环、肺循环瘀血→心力衰竭加重。抗心力衰竭的原则是吸氧、镇静、强心、利尿及减轻心脏前后负荷。

（六）抗生素

有细菌感染指征,可给予抗生素。勿大量、长期使用,否则,青霉素类药物可增加气道的敏感性。红霉素类药物对气道反应性影响不大,但可减慢氨茶碱的代谢。脱水及肾上腺素治疗后,外周血白细胞可明显增高,应与感染相鉴别。胸部 X 线片上,斑点状肺不张可与肺炎相混淆。

（七）气管插管及机械通气

对以上治疗无反应的呼吸衰竭患儿,需用呼吸辅助通气治疗。机械呼吸的指征:①持续严重的呼吸困难;②呼吸音降低到几乎听不到哮鸣音及呼吸音;③因过度通气和呼吸肌疲劳而使胸廓运动受限;④意识障碍、烦躁或抑制甚至昏迷;⑤吸入 40% 氧气后发绀毫不缓解;⑥$PaCO_2 \geq 8.6kPa(65mmHg)$。机械通气的目的是在尽量减少气压伤的基础上足够的氧合和维持通气直至其他治疗充分显效。

第四节　急性呼吸衰竭

【概述】

急性呼吸衰竭指各种原因引起呼吸中枢、呼吸器官病变,使机体通气和换气障碍,导致缺氧二氧化碳潴留,从而出现的一系列临床表现。

【病因】

小儿急性呼吸衰竭常见病因可见于以下几类。上气道梗阻：感染（哮吼、会厌炎、细菌性气管炎）、喉气管软化、气管异物和过敏；下气道梗阻：哮喘、毛细支气管炎和囊性纤维化；限制性肺疾病；急性呼吸窘迫综合征、胸膜渗出、肺炎、肺水肿和腹腔间隔综合征；中枢神经系统紊乱：颅内损伤（出血、缺血）、药物（镇静药）和代谢性脑病；周围神经系统与肌肉疾患：格林-巴利综合征、肌营养不良、脊柱侧弯、脊髓损伤、肉毒杆菌中毒和中毒（如有机磷中毒）。

【临床表现】

均因低氧血症和高碳酸血症所致，可累及各个系统。此外尚有原发病的临床特征。

1.呼吸系统　呼吸困难、鼻扇、呻吟、三凹征和发绀最多见，呼吸频率或节律改变、深浅不一或浅慢呼吸亦颇常见。中枢性呼吸衰竭早期可呈潮式呼吸，晚期常有呼吸暂停、双吸气及抽泣样呼吸。听诊肺部呼吸音降低。此外，尚可有原发病相应体征。

2.循环系统　早期缺氧心动过速、血压亦可增高。重者心率减慢、心律失常、血压下降、休克和心搏骤停。高碳酸血症时周围毛细血管和静脉扩张，使皮肤潮红、四肢暖、脉大、多汗和球结膜水肿。此外，还可发生肺水肿、右心衰竭。

3.神经系统　轻者注意力不集中，定向障碍。随缺氧加重出现烦躁不安、易激惹、嗜睡、表情淡漠、神志恍惚、谵妄、昏迷和惊厥等。年长儿可诉头痛。有时瞳孔大小不等、光反应迟钝，肌张力及反射减弱或增强。

4.胃肠道　可有应激性溃疡，引起消化道出血。

5.其他　尚可有黄疸，血清转氨酶升高；少尿、无尿、尿素氮增高；水、电解质、酸碱失衡和 DIC。

6.血气分析　是诊断的重要依据之一。应在静息状态、海平面、吸入室内空气时动脉取血送检。

【诊断要点】

1.有引起呼吸衰竭的原发病。

2.发绀、呼吸频率或节律异常、烦躁不安或嗜睡等症状经湿化气道、吸痰、吸氧仍不能改善。

3.存在前述临床表现中的各系统症状。

4.血气分析。无发绀型先天性心脏病者测得血气结果参考值如下：Ⅰ型呼吸衰竭,$PaO_2<8.0kPa(60mmHg)$,$PaCO_2$ 正常或稍低。Ⅱ型呼吸衰竭:$PaO_2<8.0kPa(60mmHg)$,$PaCO_2>6.67kPa(50mmHg)$。

【治疗】

治疗需采取综合措施,重点在于纠正低氧血症和二氧化碳潴留,与此同时积极治疗原发病。有条件应入重症监护室。

1.治疗原发疾病病因　明确者对病因治疗,病因一时不明确者对症治疗。

2.氧疗　常用鼻导管、面罩和头罩给氧,必要时气管插管使用人工呼吸机。根据病情调节氧浓度,以提高血氧分压、氧饱和度和氧含量,纠正缺氧。

3.呼吸道护理

(1)及时清洁鼻腔,防止分泌物结痂堵塞。

(2)呼吸道湿化:可用超声雾化器雾化吸入,应用人工呼吸机的患儿可直接调节呼吸机的恒温湿化装置进行湿化。

(3)吸痰:湿化或雾化后应勤吸痰。气管插管患儿吸痰前,可先滴入湿化液2~5ml,湿化液总量100~150ml/d。

(4)拍背:可配合湿化同时进行,湿化拍背后再吸痰。肺不张患儿按患病部位取不同体位进行。

4.人工呼吸机的使用

(1)适应证:①各种病因引起的中枢性或周围性呼吸衰竭出现严重通气或换气不良;②急性呼吸窘迫综合征(包括新生儿呼吸窘迫综合征)、肺水肿、肺出血出现严重换气不良;③窒息、心跳呼吸骤停;④心脏手术或其他手术后呼吸功能不全;⑤神经肌肉疾病致呼吸功能不全;⑥经积极正确治疗,仍有明显低氧血症和二氧化碳潴留。

(2)呼吸机参数选择:人工呼吸机种类很多,可根据病情和医疗机构条件选择呼吸机及合适通气方式。呼吸机基本参数:①潮气量 6~10ml/kg。②频率大致接近同龄儿生理呼吸频率。③气道峰压:原则上逐步调整压力以达到目标潮气量,最大不超过 $30cmH_2O$。婴幼儿或肺部病变轻者一般 $10~20cmH_2O$;病变中度者加 $20~25cmH_2O$;肺部病变严重者一般不超过 $30cmH_2O$。④吸呼比值(即吸/呼时间比):1:1.5,但在同步间歇指令通气时应注意调节吸呼比值以确保实际吸气时间不大于呼气时间,以保证不出现反比通气(有意设定为反比通气者例外)。⑤初始吸氧浓度:以肺部疾患为主者,初始吸氧浓度为 0.6~1.0;以肺外疾病为主者,初吸氧浓度为 0.3~0.6;上机后再依据血气状况调整吸氧浓度到血氧分压维持在正常范围。⑥呼气末正压:对肺部炎症疾病有肺不张、肺水肿倾向患儿,呼气末正压

选择在 $5\sim16cmH_2O$,对存在肺气肿倾向的肺部或气管疾患,如哮喘、毛细支气管炎等,呼气末正压尽量偏低或不选,在 $0\sim4cmH_2O$。以上基本参数要根据患儿原发病、生命体征和血气分析结果设定和调节。呼吸机其他参数亦需根据个体情况设定。

5.维持水、电解质、酸碱平衡

(1)液体入量一般控制在 $60\sim80ml/kg$,高热、呼吸急促,吐、泻或应用脱水剂者酌情增量。监测 24 小时出入量,总原则是量出为入。

(2)一般先用生理维持液,再根据血电解质调整输液种类。

(3)呼吸性酸中毒改善通气后可好转,合并代谢性酸中毒酌情补碱。

6.脏器功能不全的治疗

(1)心力衰竭或肺水肿可用快速强心苷制剂,如地高辛、毛花苷丙(西地兰)等。因缺氧常导致回心血量不足,肾灌注量不良,使用强心苷药物应适当减少剂量和延长时间。小动脉痉挛和循环障碍,可用酚妥拉明,也可酌情应用多巴胺和多巴酚丁胺。适当加用利尿剂。

(2)脑水肿:多用甘露醇或加用甘油果糖,必要时使用镇静和止惊剂。

(3)消化道出血:应用西咪替丁和奥美拉唑,并可静脉注射或口服止血剂。

7.其他药物治疗

(1)黏液溶解剂:稀化痰液,可选择氨溴索(沐舒坦)、糜蛋白酶等。

(2)糖皮质激素:非常规应用,支气管痉挛、脑水肿及中毒症状严重者酌情选用。

(3)镇静止惊剂:用于患儿烦躁不安和惊厥,根据相关指南将患儿进行适度镇静,减少人机对抗。

(4)呼吸兴奋剂:对已应用呼吸机者不建议用。对非机械通气患儿,是否使用该类药物,亦存在争议,因为使用后将增加呼吸功、加重缺氧。目前仅用于缺乏机械通气条件的基层医院。可用于呼吸道通畅但呼吸浅表的早期呼吸衰竭患儿。

8.营养支持　尽量经口进食,必要时鼻饲或静脉营养。

第五节　化脓性胸膜炎

【概述】

化脓性胸膜炎又称脓胸,是指胸膜因化脓感染使胸膜腔内有脓液积聚。多继发于肺部感染和败血症,最常见的病原菌为金黄色葡萄球菌,其他如肺炎双球菌、链球菌亦可引起。可发生于任何年龄,但以婴幼儿最多见。本病临床主要表现为发热、胸痛、呼吸困难及全身中毒症状。治疗主要以抗感染为主。

【诊断依据】

1.病史   发病前可有肺炎或败血症等病史。

2.症状   肺炎经久不愈或体温下降后复升,出现胸痛及全身中毒症状,应考虑本病,亦可在败血症过程中出现咳嗽、胸痛、气急等脓胸症状。病情及症状的轻重常随积脓多少及肺组织压缩程度变化,严重者可发生呼吸困难、发绀等。

3.体征   患侧呼吸运动减弱,肋间隙饱满,叩诊浊音或实音,语颤减弱,呼吸音减弱。脓液量大压迫肺脏可出现纵隔向健侧移位。

4.辅助检查

(1)血常规:白细胞总数及中性粒细胞增高,可有核左移,严重者中性粒细胞可出现中毒颗粒。

(2)血清 C-反应蛋白:多升高。

(3)胸腔穿刺液检查:抽出脓液,为肯定诊断的重要依据,脓液培养及涂片检查可找到致病菌。

(4)X 线检查:可见肋膈角消失,积液较多时,肺下部有大片状高密度影,与胸膜成一抛物线状。肋间隙增大,重者可见纵隔及心脏移位。包裹性脓胸则可见较固定的圆形或卵圆形阴影,周围可有粘连的纤维条索影。

(5)超声波检查:有助于穿刺定位及鉴别胸膜增厚。

【治疗】

1.一般治疗   卧床休息,给予高蛋白,富含高维生素饮食,并酌情予以输血、血浆或复方氨基酸。

2.病因治疗   根据病史及脓液性质选择有效抗生素。由于多见金黄色葡萄球菌感染,一般选择耐青霉素的部分合成青霉素、头孢菌素、大环内酯类及氨基糖苷类等,疗程要超过 1 个月,至体温及白细胞正常,脓液全部吸收。

3.胸腔穿刺抽脓   应及早反复进行,可多日或隔日 1 次,直至脓液消失。脓液黏稠者可用生理盐水冲洗。

4.胸腔闭式引流   若脓液不易抽净,增长较快,或脓液黏稠,排脓不畅,中毒症状重者,应及时做胸腔闭式引流。

第六节　肺脓肿

【概述】

肺脓肿是由致病微生物引起的肺组织炎症性坏死、脓腔形成的一种肺部病变，小儿肺脓肿多是由金黄色葡萄球菌引起的败血症所致。临床以高热、寒战、咳嗽、脓痰、胸痛为特点。治疗主要以抗感染为主，一般预后良好。

【诊断依据】

1.病史　发病前多有肺炎、败血症或呼吸道异物吸入史。

2.症状　起病急，有高热、畏寒、咳嗽及感染中毒症状，年长儿童述胸痛。如脓肿与支气管相通，则咳出大量脓痰，有臭味。若痰量较多，静置后可分三层，上层为黏液或泡沫，中层为浆液，下层为脓液。婴儿不会吐痰，常伴有呕吐、腹泻等症状。

3.体征　局部叩诊呈浊音，呼吸音减低，如脓腔较大并与支气管相通，咳出较多痰后，局部叩诊呈空瓮音，并可闻及管状呼吸音或干湿啰音，语音传导增强，严重者可有呼吸困难及发绀。

4.辅助检查

(1)血常规：急性期白细胞和中性粒细胞明显增高，核左移，有中毒颗粒。病程长可出现贫血。

(2)痰涂片或培养：可发现致病菌。

(3)X线检查：胸部 X 线早期呈大片致密影，脓腔周围有炎性浸润。病灶多在上叶后段或下叶背段，金黄色葡萄球菌引起者，常见两肺多发性小脓肿及泡性肺气肿。

【治疗】

1.一般治疗　给予高蛋白及高维生素饮食，少量多次输血及氨基酸或脂肪乳等，有呼吸困难者给予吸氧等。

2.体位引流　根据病变部位的不同采取不同的体位引流，使脓液顺利经支气管排出。体位引流应在空腹进行，每日 2 或 3 次，每次 15～30min。

3.抗生素治疗　针对病原菌给予有力的抗感染治疗。在疾病早期病原菌未明确之前，可选用青霉素。剂量为 10 万～20 万 U/kg，分 2 次静脉输入，青霉素无效者可选用头孢类抗生素，特别是第三代头孢，如头孢他啶、头孢哌酮等。剂量为 50～100mg/kg，分 2 次静脉输入。根据痰培养和药敏结果选用敏感抗生素，疗程不少于 4 周。

4.局部治疗

(1)雾化吸入:用灭菌生理盐水 10～15ml,内加入庆大霉素 4 万 U、α-糜蛋白酶 5mg,地塞米松 1mg,每日 2～4 次,每次 30min。

(2)气管内直接滴药:气管插管,将青霉素等用生理盐水稀释后滴入,每日 1 或 2 次。此法有一定的危险性,可导致窒息,插管前应有充分的准备。

(3)经肺穿刺抽脓并注入药物:若脓腔较大并靠近胸壁,在超声定位下可经肺直接穿刺抽脓,并注入抗生素。肺穿刺有一定的危险,可发生气胸和出血。

5.外科治疗 少数患者久治不愈形成慢性肺脓肿,或反复感染,大量咯血者可进行手术治疗。

第七节 气胸

【概述】

气胸是指肺泡破裂或胸廓外伤使气体进入胸膜腔所致疾病。大量肺外气体进入胸腔可导致肺不张和通气不良,并影响静脉回流,降低心排血量和血压。多见于合并产伤,正压通气或应用 CPAP 的新生儿。胸廓外伤、限制性或梗阻性肺部疾患如哮喘,肺炎时肺泡破裂也可引起。临床表现为突然胸痛、刺激性咳嗽、气急及不同程度的呼吸困难。局限性气胸预后较好,张力性气胸影响心肺功能,治疗不当可危及生命。

【诊断依据】

1.病史 有产伤、胸部外伤、胸腔穿刺、肺内感染及哮喘等疾病。

2.症状 突然发病,患侧胸痛、气急、烦躁及刺激性咳嗽。张力性气胸者呼吸困难明显,出现发绀,重者可出现呼吸衰竭。小量气胸(100～200m)者可无任何症状。

3.体征 患侧胸廓饱满,肋间隙增宽,呼吸运动减弱,叩诊呈鼓音,语颤及呼吸音减弱或消失,气管及心尖搏动可向健侧移位。右侧气胸时肝浊音界下降。有皮下气肿时,在锁骨上窝、胸骨上窝、腋下及胸背处可触及握雪感。

4.辅助检查

(1)血常规:白细胞及中性粒细胞可升高。

(2)X线检查:可显示患侧完全透亮,肺纹理消失的积气区,肺组织向肺门处萎缩,边缘呈外凸弧形的线影,纵隔及心脏可向健侧移位。应注意肺压缩的程度,有无胸腔积液,纵隔气肿等情况。

【治疗】

1.一般治疗 取半卧位或坐位,或侧向患侧,避免压迫健侧肺组织。保持安静,避免翻动。烦躁和咳嗽剧烈者可用镇静药和止咳药。呼吸急促、发绀者应吸氧。

2.胸腔穿刺排气 少量气胸可自行吸收,气体量大或张力高时需紧急行穿刺排气。

(1)注射器抽气:以橡皮管三通连接注射器与胸腔穿刺头,于患侧胸前壁2～3肋间锁骨中线外侧穿刺,针头亦在第3肋间隙上缘刺入,反复抽气,速度要慢,适用于紧急情况。

(2)水封瓶闭式引流:适用于张力或开放性气胸。穿刺后拔出针头,留置塑料管连接闭式引流瓶,瓶内置蒸馏水高出引流管口1～2cm,进行持续引流排气,待气体不再溢出,临床情况稳定,可夹闭胸腔引流管,观察24h后,复查胸片后拔管。

3.控制感染 对感染所致者,可选用敏感抗生素抗感染。

4.外科治疗 张力性气胸或开放式气胸经闭式引流1周后,仍有多量气体逸出,考虑为有支气管胸膜瘘或活瓣,应考虑外科手术修补。

第八节 肺不张

【概述】

肺不张是由于肺泡气体丧失,致使肺组织发生萎缩,常见有支气管或毛细支气管阻塞,肺实质受压,表面活性物质分泌减少。由于肺不张时局部通气/血流比例失调,不能完成气体交换,形成肺动静脉短路,可出现发绀;另一方面肺泡形成无效腔,极易继发感染。肺不张体积小时可无自觉症状,体积大时可出现呼吸困难。治疗以去除病因及抗感染为主。

【诊断依据】

1.病史 可有呼吸道感染、大量胸腔积液、气胸、肺部纤维化等病史。

2.症状 多见于婴幼儿。轻者可无自觉症状或咳嗽经久不愈。急性大叶性肺不张或一侧肺不张,可出现呼吸困难、发绀等严重气体交换障碍。合并感染时可有发热。

3.体征 肺不张体积大时可见局部胸廓塌陷,肋间隙变窄,叩诊浊音,呼吸音减弱或消失。下肺叶不张可有膈肌升高,单侧不张可出现纵隔、心脏向患侧移位。

4.辅助检查

(1)血常规:细菌感染可有白细胞及中性粒细胞增加。

(2)X线检查：是诊断肺不张主要的方法。可见不张肺叶体积缩小，密度增加，与不张相邻的叶间胸膜向不张肺叶移位，在不张肺叶内肺纹理和支气管呈聚拢现象，上叶肺不张常有气管向患侧移位，下叶肺不张常伴有同侧横膈升高。其他肺叶则可出现代偿性过度膨胀。

【治疗】

1.病因治疗　根据发病原因选用敏感抗生素或抗结核治疗。怀疑有异物或分泌物黏稠堵塞或肺不张部位长期不能复张，应做纤维支气管镜检查，取出异物或吸出分泌物。

2.对症治疗　在肺部感染或哮喘持续状态而致黏液栓塞时，可口服祛痰剂，使痰液稀释，利于排出。要鼓励咳嗽，经常变换体位，定期拍背吸痰，促使痰液排出，使肺迅速复张。

3.外科治疗　经内科积极治疗，而肺不张仍持续 12～18 个月以上，应进一步做碘油造影以明确诊断，如有局部支气管扩张，应考虑肺叶切除。

第九节　特发性肺纤维化

【概述】

特发性肺纤维化又称致纤维化性肺泡炎，是一种原因不明的弥漫性进行性的肺纤维化过程，为多种原因所致的间质性肺炎的最后阶段，可能与病毒感染、过敏和自身免疫性疾病有关。临床主要表现为进行性的呼吸困难，晚期合并肺动脉高压和呼吸、循环衰竭。

【诊断依据】

1.病史　部分患儿有明显的家族史。

2.临床表现　常起病隐匿，开始为活动后气促、呼吸增快、轻度咳嗽。合并呼吸道感染时可有发热、咳痰、咯血等症状。后期出现进行性的呼吸困难，伴有食欲不振、乏力和体重不增。体格检查多发现患儿发育不良，呼吸浅速，深吸气时肺底可闻及细小捻发音，严重者可出现发绀和杵状指（趾）。

3.辅助检查

(1)血液检查：血嗜酸性粒细胞增多，血丙种球蛋白增高，血沉增快，乳酸脱氢酶增高，部分患儿类风湿因子及抗核抗体阳性；血气分析示低氧血症，二氧化碳增高。

(2)胸部X线检查：可见弥漫性网状阴影或斑点、斑块状阴影，后期可出现条索状阴影,以肺门周围区较明显,肺底部可出现过度充气区和蜂窝状肺,严重病例可见心影扩大。

(3)肺功能测定:表现为自限性通气功能障碍,肺活量下降。

(4)肺组织活检:可明确诊断。

(5)支气管肺灌洗液检查:可对本病的病理类型、活动程度及治疗效果作动态观察。

【治疗】

1.一般治疗　吸氧及支持治疗。

2.对症治疗　合并感染者,应及时应用抗生素。

3.病因治疗

(1)肾上腺皮质激素:早期疗效较好,晚期则疗效较差。一般用泼尼松每日1~2mg/kg,症状缓解后可逐渐减量,小量维持 1~2 年。激素治疗不敏感者预后不良。

(2)免疫抑制剂:激素治疗无效者可加用环磷酰胺或硫唑嘌呤。

(3)青霉胺:可抑制胶原的生物合成,可用 3~6 个月,疗效不肯定。

第十节　特发性肺含铁血黄素沉着症

【概述】

特发性肺含铁血黄素沉着症是由于原发性肺泡毛细血管出血引起的含铁血黄素在肺尤其是肺泡巨噬细胞内沉积的一种疾病。本病目前原因不明,可能与自身免疫和遗传因素有关。临床主要表现为肺出血和缺铁性贫血。治疗以肾上腺皮质激素为主。

【诊断依据】

1.症状　起病可急可缓,主要表现为咳嗽、咯血、呼吸急促及呼吸困难,反复发作,症状轻重取决于肺出血的量。另外患儿可有低热、乏力、体重不增、心慌及贫血的症状。

2.体征　较轻病例肺部可无明显阳性体征,重者局部叩诊呈浊音,听诊呼吸音减低或呈支气管呼吸音,也可有哮鸣音和湿啰音。慢性化后可有肝脾肿大、杵状指(趾)和贫血貌。

3.辅助检查

(1)实验室检查:白细胞总数可增高,血嗜酸性粒细胞增多,网织红细胞明显增多,可见小细胞低色素性贫血;血沉增快;痰液及胃液中可找到含铁血黄素巨噬细胞。

(2)胸部 X 线检查:急性出血期双肺可见粟粒状或毛玻璃状阴影,以中下肺野明显,也可表现为支气管或大叶性肺炎的改变。慢性反复发作后可见双肺纹理增粗,中内带呈对称性网状或点状阴影,最后出现广泛肺间质纤维化,可伴多个囊状透亮区。

(3)肺功能检查:表现为自限性通气功能障碍,肺活量下降及肺顺应性降低。

【治疗】

1.一般治疗　急性期应卧床休息,吸氧。

2.对症治疗　贫血严重者可少量多次输血,也可加用铁或其他补铁剂。

3.病因治疗

(1)肾上腺皮质激素:一般用泼尼松每日 1～2mg/kg 口服,或者用氢化可的松每日 5～10mg/kg 静脉滴注,症状缓解后可逐渐减量,小量维持半年至 1 年。

(2)免疫抑制剂:可用环磷酰胺或硫唑嘌呤,但疗效不肯定。

(3)去铁胺:每日 20mg/kg,肌内注射,每 8 小时 1 次,能促进铁从尿中排出和改善缺铁性贫血。

(4)手术治疗:对严重溶血可能危及生命时,也可手术切除脾脏。

第四章　循环系统疾病

第一节　病毒性心肌炎

病毒性心肌炎是由多种病毒侵犯心肌所引起的、以心肌局灶性或弥散性炎性病变为主要表现的疾病。现已知 20 余种病毒可引起心肌炎，包括柯萨奇病毒（B组和 A 组）、埃可病毒、脊髓灰质炎病毒、腺病毒、合胞病毒、传染性肝炎病毒、流感和副流感病毒、麻疹病毒、水痘病毒、单纯疱疹病毒及流行性腮腺炎病毒等。其中以柯萨奇病毒 B 组（1～6 型）最常见（占 43.6％），其次为腺病毒（21.2％）和埃可病毒（10.9％）。少数可伴有心包或心内膜的炎症改变。临床表现轻重不一，预后大多良好，极少数患者可并发心力衰竭、心源性休克或严重心律失常，甚至猝死。

一、临床表现

多数前期有上呼吸道或肠道感染症状，如发热、咽痛、肌痛、周身不适、腹泻、皮疹等。心肌炎主要表现为乏力、活动受限、面色苍白、胸闷、心悸、心前区痛或不适。重症患儿发生心力衰竭时有呼吸困难、肝大、水肿。心源性休克时血压下降、脉搏细弱、四肢末梢发绀。

二、诊断

（一）诊断要点

1.临床诊断依据

（1）主要指标：①急、慢性心功能不全或心脑综合征。②有心脏扩大（X 线、超声心动图检查具有表现之一）。③心电图（包括 Holter 监测），以 R 波为主的 2 个或 2 个以上主要导联（Ⅰ、Ⅱ、aVF、V₅）的 ST-T 改变持续 4 天以上伴动态变化，有明显其他心律失常，如窦房、房室传导阻滞、完全左或右及双、三束支传导阻滞。多形、多源、成对或并行性期前收缩，非房室结及房室折返引起的异位性心动过速，低电压及异常 Q 波。④发病 1 个月内血清肌酸磷酸激酶同工酶(CK-MB)增高。⑤心肌肌钙蛋白(cTnl)阳性。

(2)次要指标：①发病同时或前 1 个月有病毒感染史；②有明显乏力、苍白、多汗、心悸、气短、胸闷、头晕、手足凉、肌痛或腹痛等症状(至少 2 项)，小婴儿可有拒食、发绀、四肢凉；③心尖区第一心音明显低钝或安静时心动过速；④心电图有轻度异常；⑤发病数月内血清 LDH-1、α-HBDH、AST 增高。

2.病原学诊断依据

(1)患儿心包穿刺液、心包、心肌或心内膜组织分离到病毒，或特异性抗体阳性。

(2)患儿粪便、咽拭子或血液分离到病毒，且恢复期血清同型抗体滴度较第一份血清升高或下降 4 倍以上。

(3)病程早期患儿血清特异性 IgM 抗体滴度在 1：128 以上。

(4)聚合酶链反应或病毒核酸探针原位杂交法，自患儿心肌或血中查到病毒核酸。

3.确诊条件

(1)凡具有主要指标两项，或主要指标 1 项及次要指标 2 项者(含心电图指标 1 项)可临床诊断为心肌炎。

(2)同时具备病原学指标 1 项者，可诊断为病毒性心肌炎。在发病同时伴有其他系统病毒感染者(如腮腺炎)而无条件进行病毒学检查时，结合病史可考虑心肌炎系病毒引起。

(3)凡不完全具体确诊条件，但临床怀疑为心肌炎时，可作为"疑似心肌炎"给予必要的治疗并长期随访，在随访过程中，根据病情变化确诊或除外心肌炎。

(4)在考虑上述条件时，应除外其他器质性心脏病，如先天性房室传导阻滞、Q-T 间期延长综合征、川崎病、β 受体功能亢进和迷走神经亢进以及电解质紊乱或药物引起的心电图改变。

(二)鉴别诊断

本病注意与风湿性心肌炎、先天性心脏病及心内膜弹力纤维增生症相鉴别。

三、治疗

病毒性心肌炎目前尚无有效治疗方法。一般多采用休息、营养心肌、免疫调节和抗心源性休克、心力衰竭等综合性治疗措施。

（一）一般治疗

1.卧床休息　对病毒性心肌炎的患儿,卧床休息可减轻心脏负担及减少耗氧量,对疾病的治疗有至关重要的作用。急性期至少应卧床休息至热退后3～4周,有心功能不全、心脏扩大或并发心力衰竭者更应注意休息,卧床休息的时间可延长至3～6个月,待病情好转或心脏缩小后方可逐步开始活动,但恢复期的活动仍应受到限制,随病情的好转活动量逐渐增加,时间至少3个月。

2.防治诱因　应严防各种诱因,尤其是细菌感染,一旦发生,必须及时治疗。一般情况下,常规应用青霉素1～2周,若耐药可选用氨苄西林或头孢菌素类抗生素,以防治链球菌感染。如青霉素过敏,可用红霉素或阿奇霉素等代替。

（二）药物治疗

1.抗病毒治疗　在疾病的早期可应用抗病毒药物。

（1）利巴韦林(病毒唑):剂量为10～15mg/(kg·d),静脉滴注,也可口服、滴鼻或经雾化吸入,5～7天为1个疗程。

（2）α-干扰素:具有广谱的抗病毒能力,可抑制病毒繁殖。用法为每日1支,肌内注射,5～10天为1个疗程,若病情需要可再重复应用1～2个疗程。

（3）双嘧达莫(潘生丁):剂量为3～5mg/(kg·d),分2～3次口服,3天为1个疗程。

2.抗氧化剂治疗

（1）维生素C:快速静脉滴入大剂量维生素C,可有效消除氧自由基,具体用法为维生素C,每次100～200mg/kg快速静脉滴入,每日1次;重症患者,还可将同等药量的维生素C加入20～50ml葡萄糖液中缓慢静脉推注,3～4周为1个疗程。病情好转后,可改为口服维生素C,并加用维生素E同服,每次50mg,每日1～3次。

（2）维生素E:维生素E可与细胞内的线粒体、内质网等处的酶结合,保护膜的结构,防止脂质的过氧化,有明显的抗氧化作用。剂量为每日200～300mg,口服。

（3）辅酶Q_{10}:辅酶Q_{10}对感染的心肌细胞有保护作用,常用剂量5～10mg/(kg·d),肌内注射,每日1次,连用10～14天;之后口服20mg/(kg·d),每日2次,持续用2～3个月。

（4）丹参:有研究发现,丹参能降低氧自由基的产生,具有抗氧化作用。常用丹参注射液,每日2～4ml加入10%葡萄糖液50～100ml中静脉滴注,每日1次,连用15天,休息3天,此为1个疗程。若病情未恢复者,可继续再重复用药2～3个疗程。

(5)卡托普利:新近发现,卡托普利也具有直接清除氧自由基作用,可试用。剂量为 $1\sim6mg/(kg\cdot d)$,分 3 次服用。

3.营养心肌治疗

(1)果糖:1,6-二磷酸果糖可改善心肌代谢,有保护心肌、减轻组织损伤程度的作用。剂量为每日 $100\sim250mg/kg$,$10ml/min$ 速度静脉快速滴入,每日 1 次,连用 2 周。轻者可口服瑞安吉,剂量 $5\sim10mg/(kg\cdot 次)$,每日 $2\sim3$ 次。

(2)能量合剂:为提供心肌细胞代谢的能量,常用为三磷腺苷 20mg、辅酶 A $50\sim100U$,静脉滴注,也可同时加用 10%氯化钾 $6\sim8ml$,胰岛素 $4\sim6U$ 联合静脉滴入,每日 1 次。

(3)注射用环磷酸腺苷:$2.0\sim3.0mg/(kg\cdot d)$,加入 10%葡萄糖液 $50\sim100ml$ 中静脉滴注,每日 1 次,疗程 $10\sim14$ 天。

4.免疫制药治疗

(1)免疫调节药:免疫球蛋白是一种免疫调节药,近些年来开始应用于急性重症病毒性心肌炎的治疗中。常用剂量为重症患儿每次 $2g/kg$,单剂在 24h 内缓慢静脉注射;或 $400mg/(kg\cdot d)$,静脉滴注,连用 $3\sim5$ 天。因静脉输入大剂量免疫球蛋白,可增加心室前负荷,故输入速度宜慢,且有心力衰竭患儿应慎用,必要应用时应密切观察心力衰竭症状是否恶化,并注意有无过敏反应。

(2)免疫抑制药

①糖皮质激素:轻症患儿多不主张应用。对重型患者合并心源性休克、致死性心律失常(Ⅲ度房室传导阻滞、室性心动过速)、心力衰竭经洋地黄等治疗未能缓解者,或心肌活检证实慢性自身免疫性心肌炎症反应者应早期足量应用。常用药物有泼尼松,开始用量每日 $1.5\sim2mg/kg$,分 3 次口服,持续 $2\sim3$ 周后逐渐减量,至 8 周左右减至每日 $0.3mg/kg$,维持用药至 $16\sim20$ 周,后再逐渐减量至 24 周停药。对反复发作或病情迁延者,可考虑泼尼松长期应用,用药时间在 6 个月以上。对急性严重患儿在抢救时,可先应用地塞米松静脉滴注,每日 $0.2\sim0.4mg/kg$;或氢化可的松,每日 $5\sim10mg/kg$,病情好转后逐渐减量,一般应在 1 周内停药。危重病例甚至可以采用甲泼尼龙冲击疗法,剂量为每日 $10mg/kg$,2h 静脉输入,连用 3 天,然后逐渐按上法减量或改为口服。

②硫唑嘌呤:用法每日 $2mg/kg$,分 2 次口服,疗程同糖皮质激素。应用过程中应注意监测白细胞,维持在 $4\times10^9/L$ 以上,并密切观察不良反应,注意预防和治疗继发感染。

③精制胸腺素:有增强细胞免疫功能和抗病毒的双重作用,剂量为每日 $2\sim$

4ml 肌内注射或静脉滴注,7～10 天为 1 个疗程。细胞免疫功能低下者,也可每次 2ml,隔日肌内注射 1 次,连用 2～3 个月,以增强细胞免疫功能。

5.对症治疗

(1)镇静及镇痛治疗:部分病毒性心肌炎患儿可出现烦躁不安、心前区痛、腹痛及肌痛等不适,应选用解热镇静剂,常用药物有苯巴比妥、阿司匹林、索米痛、可待因等,必要时可注射吗啡。

(2)抗心源性休克治疗:在常规镇静、吸氧及扩容治疗的同时,及时应用血管活性药物和升压药,多巴胺和间羟胺各 20mg,加入维持液 200～300ml 中静脉滴注,应用输液泵,速度初控制在 1～5μg/(kg·min),之后根据血压调整滴速,待病情稳定后逐渐减量停药。激素的用法同上,可选用地塞米松或氢化可的松。此处需特别提出是维生素 C,在此时大剂量维生素 C,还具有维持血压的作用,多采用静脉推注,每次 100～200mg/kg。如应用后血压仍低,可在 0.5～1h 内重复 1 次;待血压稳定后,以同剂量每 6～8 小时继续应用 1 次,即在头 24h 内应用 4～6 次,后改为每日 1 次,可连用 1 个月。

(3)抗心律失常治疗:对期前收缩次数多,有自觉症状或心电图上呈多源性改变的心律失常,应予以积极治疗。室上性期前收缩及心动过速,可应用普萘洛尔、洋地黄或普罗帕酮;室性期前收缩及部分室上性期前收缩,可应用胺碘酮、普罗帕酮、利多卡因、美西律等,少数可 2 种药物联用;严重房室传导阻滞,除应用肾上腺皮质激素外,尚可应用异丙肾上腺素 0.5～1.0mg 加入葡萄糖溶液 250ml 中静脉滴注;有阿斯综合征发作者,可安置心脏起搏器。

(4)抗心力衰竭治疗:心肌炎患者对洋地黄耐受性差,易出现中毒而发生心律失常,一般心力衰竭不重、发展不快者用地高辛口服,用饱和量的 2/3 量即可,可用每日口服维持。重症者先用毛花苷 C,用饱和量的 1/2～2/3 量即可,根据病情用地高辛口服维持,可加用利尿剂,烦躁不安者给予苯巴比妥、地西泮等镇静药。

第二节　感染性心内膜炎

【概述】

感染性心内膜炎是指病原体侵入血流,引起心内膜及大动脉内膜炎症病变。病原多为真菌,还可有病毒等。感染性心内膜炎常发生于先天性心脏病或风湿性心瓣膜病的心脏病,正常的心脏也可受累。引起本病的细菌有多种,草绿色链球菌占 50%,葡萄球菌占 30%,肠球菌占 10%。本病治疗以抗感染为主,对合并症采用相应的对症治疗。

【诊断依据】

1.病史 常有先天性或风湿性心脏病病史,有行心导管检查、拔牙或泌尿道、肠道手术的病史。

2.症状 有发热、寒战、乏力、苍白、盗汗、体重减轻、胸痛、咯血、头痛、呕吐、偏瘫等。

3.体征 心动过速,杂音多变,心律失常,心力衰竭,皮肤和黏膜瘀点,脾大,杵状指及栓塞表现。

4.辅助检查

(1)血常规:进行性贫血,白细胞增多,以中性粒细胞为主。

(2)尿常规:可见蛋白尿及镜下血尿。

(3)血沉增快,血清球蛋白增高,C反应蛋白可呈阳性。

(4)血培养:是确诊的关键。凡不明原因发热持续一周以上,且原有心脏病者均应反复多次培养,以提高阳性率。若培养阳性,则应做敏感药物试验。

(5)超声心动图:可了解赘生物的大小及有关瓣膜功能的动态变化。

【治疗】

1.一般治疗 卧床休息,加强营养,维持水与电解质平衡,补充铁剂,必要时少量多次输血以增强机体抵抗能力。

2.病因治疗 选用敏感、有效的抗生素,坚持足量及较长的疗效是十分重要的,最好选用药物敏感试验阳性的两种抗生素,采用静脉滴注,疗程至少4～6周。

3.外科手术治疗 对内科治疗不能控制,同时存在先天性心脏病者,如动脉导管未闭、室间隔缺损等,应进行导管结扎及缺损修补术。对于严重的主动脉瓣或二尖瓣功能不全造成顽固性心力衰竭且药物治疗无效者,可行感染病灶切除术及心瓣膜修补术或瓣膜置换术。

第三节 高血压急症

原发性高血压是成人常见的心血管疾病,可导致脑卒中、冠心病,病死率高。至今病因不明。20世纪70年代以来国内外进行了儿童血压流行病学的纵向研究,发现儿童在成长过程中血压有轨迹现象,即个体血压在一定期间内持续在相应的百分位数不变的现象,推论原发性高血压可能从儿童时期开始,同时提出应在儿童时期进行干预,以预防或推迟高血压的发生而提高人民健康水平。儿童高血压的评定标准目前倾向于用百分位法。收缩压和/或舒张压值超过其所在年龄、性别第 95 百分位数者为高血压，在 90～95 百分位数者为正常血压偏高。儿童于首次测量血压时常处于紧张状态，影响测值，故必须于数周内反复测定，至少 3 次超过此值者才能诊断为高血压。

在儿童期高血压急症的主要表现为：①高血压脑病；②急性左心衰竭；③颅内出血；④嗜铬细胞瘤危象等。

一、高血压脑病

高血压脑病为一种综合征，其特征为血压突然升高伴有急性神经系统症状。虽任何原因引起的高血压均发生本病，但最常见为急性肾炎。

（一）临床表现

头痛并伴有恶心、呕吐，出现精神错乱，定向障碍，谵妄，痴呆；亦可出现烦躁不安，肌肉阵挛性颤动，反复惊厥甚而呈癫痫持续状态。也可发生一过性偏瘫，意识障碍，如嗜睡、昏迷；严重者可因颅内压明显增高发生脑疝。眼底检查可见视网膜动脉痉挛或视网膜出血。脑脊液压力可正常亦可增高，蛋白含量增加。

本症应与蛛网膜下腔出血、脑肿瘤、癫痫大发作等疾病鉴别。蛛网膜下腔出血常有脑膜刺激症状，脑脊液为血性而无严重高血压。脑肿瘤、癫痫大发作亦无显著的血压升高及眼底出血。临床确诊高血压脑病最简捷的办法是给予降压药治疗后病情迅速好转。

（二）急症处理

一旦确诊高血压脑病，应迅速将血压降至安全范围之内为宜（17.4/12.1kPa 左右），降压治疗应在严密的观察下进行。

1.降压治疗　　常用的静脉注射药物如下。

①柳胺苄心定：是目前唯一能同时阻滞 α、β 肾上腺素受体的药物，不影响心排出量和脑血流量。因此，即使合并心脑肾严重病变亦可取得满意疗效。本品因独具 α 和 β 受体阻滞作用，故可有效地治疗重症甲状腺功能亢进和嗜铬细胞瘤所致的高血压危象。

②二氮嗪：因该药物可引起水钠潴留，可与呋塞米并用增强降压作用。又因本品溶液呈碱性，注射时勿溢到血管外。

③硝普钠：也颇为有效，但对高血压脑病不做首选。该药降压作用迅速，维持时间短，应根据血压水平调节滴注速度。使用时应避光并新鲜配置，溶解后使用时间不宜超过 6h，连续使用不要超过 3 天，当心硫氰酸盐中毒。

常用口服或含化药物如下。

①硝苯地平:通过阻塞细胞膜钙离子通道,减少钙内流,从而松弛血管平滑肌使血压下降。神志清醒,合作患儿可舌下含服,意识障碍或不合作者可将药片碾碎加水 0.5～1ml 制成混悬剂抽入注射器中缓慢注入舌下。

②卡托普利(巯甲丙脯酸):为血管紧张素转换酶抑制药,对于高肾素恶性高血压和肾血管性高血压降压作用特别明显,对非高肾素性高血压亦有降压作用。

2.保持呼吸道通畅、镇静、制止抽搐 可用苯巴比妥钠(8～10mg/kg,肌内注射,必要时 6h 后可重复)、地西泮(0.3～0.5mg/kg 肌内注射或静脉缓注,注射速度<3mg/min,必要时 30min 后可重复)等止惊药物,但须注意呼吸。

3.降低颅内压 可选用 20％甘露醇(每次 1g/kg,每 4h 或 6h 1 次)、呋塞米(每次 1mg/kg)以及 25％血清白蛋白(20ml,每日 1～2 次)等,减轻脑水肿。

二、颅内出血(蛛网膜下腔出血或脑实质出血)

(一)临床表现及诊断

蛛网膜下腔出血起病突然,伴有严重头痛、恶心呕吐及不同程度意识障碍。若出血量不大,意识可在几分钟到几小时内恢复,但最后仍可逐渐昏睡或谵妄。若出血严重,可很快出现颅内压增高的表现,有时可出现全身抽搐,颈项强直是很常见的体征,甚至是唯一的体征,伴有脑膜刺激症。眼底检查可发现新鲜出血灶。腰椎穿刺脑脊液呈均匀的血性,但发病后立即腰穿不会发现红细胞,要等数小时以后红细胞才到达腰部的蛛网膜下腔。1～3 天后可由于无菌性脑膜炎而发热,白细胞增高似与蛛网膜下腔出血的严重程度呈平行关系,因此,不要将诊断引向感染性疾病。CT 脑扫描检查无改变。

脑实质出血起病时常伴头痛呕吐,昏迷较为常见,腰椎穿刺脑脊液压力增高,血性者占 80％以上。除此而外,可因出血部位不同伴有如下不同的神经系统症状。

1.壳核-内囊出血 典型者出现"三偏症",出血对侧肢体瘫痪和中枢性面瘫;出血对侧偏身感觉障碍;出血对侧偏盲。

2.脑桥出血 初期表现为交叉性瘫痪,即出血侧面瘫和对侧上、下肢瘫痪,头眼转向出血侧。后迅速波及两侧,出现双侧面瘫痪和四肢瘫痪,头眼位置恢复正中,双侧瞳孔呈针尖大小,双侧锥体束征。早期出现呼吸困难且不规则,常迅速进入深昏迷,多于 24～48h 内死亡。

3.脑室出血 表现为剧烈头痛呕吐,迅速进入深昏迷,瞳孔缩小,体温升高,可呈去大脑强直,双侧锥体束征。四肢软瘫,腱反射常引不出。

4.小脑出血　临床变化多样,但是走路不稳是常见的症状。常出现眼震颤和肢体共济失调症状。

颅内出血可因颅内压增高发生心动过缓,呼吸不规则,严重者可发生脑疝。多数颅内出血的患儿心电图可出现巨大倒置 T 波,QT 期间延长。血常规可见白细胞升高,尿常规可见蛋白、红细胞和管型,血中尿素氮亦可见升高。在诊断中尚需注意,颅内出血本身可引起急性高血压,即使患儿以前并无高血压史。此外,尚需与癫痫发作、高血压脑病以及代谢障碍所致昏迷相区别。

(二)急症处理

1.一般治疗　绝对卧床,头部降温,保持气道通畅,必要时做气管内插管。

2.控制高血压　对于高血压性颅内出血的患儿,应及时控制高血压。但由于颅内出血常伴颅内压增高,因此,给予降压药物应避免短时间内血压下降速度过快和幅度过大,否则脑灌注压将受到明显影响。一般低压不宜低于出血前水平。舒张压较低,脉压差过大者不宜用降压药物。降压药物的选择以硝苯地平、卡托普利和拉贝洛尔较为合适。

3.减轻脑水肿　脑出血后多伴脑水肿并逐渐加重,严重者可引起脑疝,故降低颅内压,控制脑水肿是颅内出血急性期处理的重要环节。疑有继续出血者可先采用人工控制性过度通气、静脉注射呋塞米等措施降低颅内压,也可给予渗透性脱水药如 20%甘露醇(1g/kg,每 4～6h 1 次)以及 25%的血清白蛋白(20ml,每日 1～2次)。短程大剂量激素有助于减轻脑水肿,但对高血压不利,故须慎用,更不宜长期使用。治疗中注意水电解质平衡。

4.止血药和凝血药　止血药对脑出血治疗尚有争议,但对蛛网膜下腔出血,氨甲苯酸和氨基己酸能控制纤维蛋白原的形成有一定疗效,在急性期可短时间使用。

5.其他　经检查颅内有占位性病灶者,条件允许时可手术清除血肿,尤其对小脑出血、大脑半球出血疗效较好。

三、高血压合并急性左心衰竭

(一)临床表现及诊断

儿童期血压急剧升高时,造成心脏后负荷急剧升高。当血压升高到超过左心房所能代偿的限度时就出现左心衰竭及急性肺水肿。急性左心衰竭时,动脉血压,尤其是舒张压显著升高,左室舒张末期压力、肺静脉压力、肺毛细血管压和肺小动脉楔压均升高,并与肺淤血的严重程度呈正相关。当肺小动脉楔压超过 4kPa

(30mmHg)时,血浆自肺毛细血管大量渗入肺泡,引起急性肺水肿。急性肺水肿是左心衰竭最重要的表现形式,患儿往往面色苍白、口唇发绀、皮肤湿冷多汗、烦躁、极度呼吸困难,咯大量白色或粉红色泡沫痰,大多被迫采取前倾坐位,双肺听诊可闻大量水泡音或哮鸣音,心尖区特别在左侧卧位和心率较快时常可闻及心室舒张期奔马律等。在诊断中应注意的是,即使无高血压危象的患儿,急性肺水肿本身可伴有收缩压及舒张压升高,但升高幅度不会太大,且肺水肿一旦控制,血压则自行下降。而急性左心衰竭肺水肿患儿眼底检查如有出血或渗出时,考虑合并高血压危象。

(二)急症处理

1.体位 患儿取前倾坐位,双腿下垂(休克时除外),四肢结扎止血带。止血带压力以低于动脉压又能阻碍静脉回流为度,相当于收缩压及舒张压之间,每15min轮流将一肢体的止血带放松。该体位亦可使痰较易咳出。

2.吗啡 吗啡可减轻左心衰竭时交感系统兴奋引起的小静脉和小动脉收缩,降低前、后负荷。对烦躁不安、高度气急的急性肺水肿患儿,吗啡是首选药物(皮下注射盐酸吗啡 0.1~0.2mg/kg),但休克、昏迷及呼吸衰竭者忌用。

3.给氧 单纯缺氧而无二氧化碳潴留时,应给予较高浓度氧气吸入,活瓣型面罩的供氧效果比鼻导管法好,提供的 FiO_2 可达 30%~60%。肺水肿时肺部空气与水分混合,形成泡沫,妨碍换气。可使氧通过含有乙醇的雾化器,口罩给氧者乙醇浓度为 30%~40%,鼻导管给氧者乙醇浓度为 70%,1 次不宜超过 20min。但乙醇的去泡沫作用较弱且有刺激性。近年有报道用二甲基硅油消泡气雾剂治疗,效果良好。应用时将瓶倒转,在距离患儿口腔 8~10cm 处,于吸气时对准咽喉或鼻孔喷雾 20~40 次。一般 5min 内生效,最大作用在 15~30min。必要时可重复使用。如低氧血症明显,又伴有二氧化碳潴留,应使用间歇正压呼吸配合氧疗。间歇正压呼吸改善急性肺水肿的原理,可能由于它增加肺泡压与肺组织间隙压,降低右心房充盈压与胸腔内血容量;增加肺泡通气量,有利于清除支气管分泌物,减轻呼吸肌工作,减少组织氧耗量。

4.利尿药 宜选用速效强效利尿药,可静脉注射呋塞米(每次 1~2mg/kg)或利尿酸钠(1mg/kg,20ml 液体稀释后静脉注射),必要时 2h 后重复。对肺水肿的治疗首先由于呋塞米等药物有直接扩张静脉作用,增加静脉容量,使静脉血自肺部向周围分布,从而降低肺静脉压力,这一重要特点在给药 5min 内即出现,其后才发挥利尿作用,减少静脉容量,缓解肺淤血。

5.洋地黄及其他正性肌力药物 对急性左心衰竭患儿几乎都有指征应用洋地

黄。应采用作用迅速的强心药如毛花苷C(西地兰)静脉注射,1次注入洋地黄化量的 1/2,余 1/2 分为 2 次,每隔 4～6h 1 次。如需维持疗效,可于 24h 后口服地高辛维持量。如仍需继续静脉给药,每 6h 注射 1 次 1/4 洋地黄化量。毒毛花苷 K,1 次静脉注射 0.007～0.01mg/kg,如需静脉维持给药,可 8～12h 重复 1 次。使用中注意监护,以防洋地黄中毒。多巴酚丁胺为较新、作用较强、不良反应较小的正性肌力药物。用法:静脉滴注 5～10μg/(kg·min)。

6.降压治疗　应采用快速降压药物使血压速降至正常水平以减轻左室负荷。硝普钠为一种强力短效血管扩张药,直接使动脉和静脉平滑肌松弛,降低周围血管阻力和静脉贮血。因此,硝普钠不仅降压迅速,还能减低左室前、后负荷,改善心脏功能,为高血压危象并急性左心衰竭较理想的首选药物。一般从 1μg/(kg·min)开始静脉滴注,在监测血压的条件下,无效时每 3～5min 调整速度渐增至 8μg/(kg·min)。此外,也可选用硝苯地平或卡托普利,但忌用拉贝洛尔和肼屈嗪,因拉贝洛尔对心肌有负性肌力作用,而后者可反射性增快心率和心输出量,加重心肌损害。

第四节　急性心包炎

【概述】

急性心包炎可由多种致病因子引起,大致可分为感染性与非感染性两类。临床表现轻者可无症状,易致漏诊。重者可出现心脏压塞、心源性休克,甚至危及生命。本病的治疗主要在于治疗原发病,并佐以对症治疗。

【诊断依据】

1.临床表现

(1)心前区刺痛或压迫感:疼痛的性质及程度可有很大的差别,婴幼儿可表现为烦躁不安。

(2)呼吸困难:疼痛或大量积液压迫肺组织引起呼吸困难。

(3)心包摩擦音:以胸骨左缘下端最明显,摩擦音来去不定,且常出现于疾病的早期,当心包积液增大时消失。

(4)颈静脉怒张及奇脉:心包积液较多。特别是发生迅速者,患儿常有呼吸困难、心动过速、烦躁,常采取坐位。可有奇脉以及颈静脉怒张。

(5)心界扩大:心界向左右两侧扩大并随体位变动而变化,坐位时下界增宽,卧位时心底部增宽,心尖搏动不清楚,心音遥远。

(6)Ewart 征(尤尔特征)阳性:大量积液压迫肺及支气管,可在左肩胛角下出现浊音及支气管呼吸音即 Ewart 征(尤尔特征)阳性。

2.辅助检查

(1)胸部 X 线检查:心影呈梨形或烧瓶形,左右心缘各弓消失,腔静脉增宽,卧位与立位心影差异显著,透视下心搏减弱或消失。

(2)心电图检查:心包渗液可产生 QRS 低电压,心外膜下心肌损伤可引起 ST-T 段及 T 波改变。病初可见各导联 ST-T 段均呈弓背向下型的上升,持续数日 ST-T 段恢复到基线,T 波呈普遍低平,继之由平坦变为倒置,可持续数周或更久。

(3)超声心电图:小量积液可在左心室和心包间出现无回波区,积液量增多则右心室前壁与胸壁也出现无回波区。并可估测积液量及帮助心包穿刺定位。

【治疗】

1.非特异性心包炎　近年来已成为急性心包炎主要原因之一,其中部分可能是病毒性心包炎。皮质激素与其他抗炎药物对渗出的吸收有较好的疗效。一般病例可用阿司匹林每日 40～70mg/kg,分 3 或 4 次口服。重症选用泼尼松每日 1～2mg/kg,分 3 或 4 次口服,总疗程 6～8 周。因病毒性心包炎常合并心肌炎,故常用大剂量维生素 C、1,6-二磷酸果糖及辅酶 Q_{10} 治疗,以改善心肌代谢。

2.化脓性心包炎

(1)参考药物敏感试验采用敏感的大剂量抗生素,宜采用杀菌剂,静脉给药,疗程以 1～3 个月为宜。

(2)每 1～2d 心包穿刺排脓,目前多主张及早进行开放引流手术,以减少后遗心包缩窄。

3.结核性心包炎

(1)多采用异烟肼、利福平、吡嗪酰胺联合抗结核治疗。

(2)渗出液多时加用泼尼松口服,剂量为每日 1～2mg/kg,疗程为 6～8 周,可加速渗液的吸收,减少粘连。

4.风湿性心包炎

(1)按风湿热处理。可予泼尼松每日 2mg/kg,分 3 或 4 次口服,疗程 6～8 周。

(2)本病一般渗出液不多,很多粘连,不需心包穿刺或手术治疗。

5.心脏压塞处理　应紧急施行心包穿刺减压。

第五节 严重心律失常

心律失常是因心脏激动产生和（或）传导异常，致使心脏活动变为过慢、过快、不规则或各部分活动的顺序改变，或在传导过程中时间延长或缩短。在小儿心律失常中，窦性心律失常最为多见，过早搏动等异位心律亦较常见，其次是传导阻滞。

严重心律失常是指那些引起心排血量降低，心功能不全等血流动力学紊乱并导致或有可能导致严重后果乃至心脏停跳的心律失常。

一、严重心律失常的分类

心律失常按其发生原理主要分为冲动起源失常和冲动传导失常两大类。而从治疗角度可将严重心律失常分为三类。

（一）致死性心律失常（应立即治疗）

致死性心律失常包括心室颤动或扑动，极缓慢心律（<30 次/分、极缓慢心室自主心律和极缓慢窦性心动过缓），心脏停搏等。

（二）严重警告性心律失常（应尽快治疗）

严重警告性心律失常容易转变为致死性心律失常，包括频发多源性室性期前收缩，形态方向相反的成对室性期前收缩或室性期前收缩发生在 T 波上（RonT 现象），室性心动过速（包括尖端扭转型室性心动过速），严重窦房传导阻滞，高度或完全性房室传导阻滞，三束支传导阻滞以及心室率<40 次/分的心律失常等。这类心律失常易引起严重血流动力学改变和阿-斯综合征。

（三）警告性心律失常（应积极治疗）

警告性心律失常向致死性心律失常发展的危险性相对较小，包括心房颤动或扑动，频发期前收缩，阵发性室上性心动过速，第二度Ⅱ型房室传导阻滞和双束支阻滞等。

RonT 现象被认为是室性早搏的一个危险征兆，易引起持续快速性室性心律失常。但最近有学者通过动物实验及临床观察指出，该现象并非一定是引起快速室性心律失常的原因。只有当 R 波落在 T 波易损期且这一个室性期前收缩的电流较大时，才容易诱发持续快速性室性心动过速或心室颤动。

二、心律失常的发生机制

1.快速型心律失常　主要系折返与自律性增高所致，折返是由于心脏组织的传导性和不应期失去平衡,当心脏内小冲动抵达处于不应期的组织时,这一冲动会偏离方向,通过双重传导途径,再次进入邻近心肌组织。此外,某一部位的心肌的传导性不一致,可发生单向传导阻滞,亦可形成折返激动。自律性增高可能系正常自动调节机制发生变化或由于心肌缺血、损伤、低血钾、低血钙、缺氧等产生了自律性异常的病灶所致。尤其是这些原因造成了窦房结以外的起搏点自律性增高,超过窦房结而控制部分或整个心脏活动,即形成过早搏动或异位心动过速。

2.缓慢型心律失常　主要是心脏传导系统有不同程度的传导阻滞所致。窦房结或房室结病变引起起搏与传导功能低下可发生病态窦房结综合征。

三、严重心律失常的病因及诱因

严重心律失常多发生于心脏疾病。先天性心脏病中,三尖瓣下移畸形易并发阵发性室上性心动过速、心房扑动。大血管错位常并发完全性房室传导阻滞。发生室性心动过速最常见的心瓣膜病是主动脉瓣狭窄和二尖瓣脱垂,亦见于已行外科矫正的法洛四联症。单纯的心脏传导系统发育畸形可引起先天性完全性房室传导阻滞。Q-T间期延长综合征易发生室性期前收缩,室性心动过速,尖端扭转型室性心动过速以及心室颤动。后天性心脏病中以风湿性心肌炎、风湿性心瓣膜病和感染性心肌炎最为多见,可引起室性早搏、室上性心动过速、心房颤动及房室传导阻滞。室性心动过速还可发生于所有类型的心肌病以及急性心肌梗死或无心肌梗死的急性心肌缺血。心脏以外的原因引起严重心律失常常见的有电解质紊乱、药物反应或中毒、内分泌代谢疾病等。其中低钾血症、高钾血症、低镁血症最为常见。几乎任何一种抗心律失常药物都可直接引起或加重心律失常,其发生率为5.9%～15.8%。奎尼丁、普鲁卡因胺、双异丙吡胺、吩噻嗪类药物可引起室性心动过速、尖端扭转型室性心动过速。静脉注射维拉帕米(异搏停)、胺碘酮甚至可造成心脏停搏。洋地黄中毒可致房室传导阻滞及室性期前收缩,有机磷农药中毒的心脏毒性表现可有窦速或房室传导阻滞-QT间期延长,甚至为尖端扭转型室性心动过速,这类心律失常是有机磷农药中毒猝死的重要原因。中枢神经系统病变,尤其是颅内出血亦可发生心律失常。此外,心脏手术、心导管检查、喉镜显露气管插管过程中均可能出现严重心律失常。

四、诊断

1.病史　了解有无器质性心脏病、心脏手术史和用药史。了解心律失常发作时有无伴有拒食、脸色苍白、呼吸急促、恶心、呕吐或晕厥等表现。

2.体格检查

(1)心脏检查：心率、心律、心音及器质性杂音。

(2)颈静脉搏动。

(3)心电图检查。

(4)运动试验。

(5)食管心房调搏术。

(6)动态心电图。

(7)心内电生理检查：包括希氏束电图、心房和心室调搏试验。

五、治疗

小儿心律失常有不需治疗的如良性期前收缩、窦性心律不齐、房性游走心律等。对需治疗者要针对心律失常不同性质、不同病因进行分析鉴别，给予治疗。

(一)病因和诱因治疗

一般在去除病因或诱因后，心律失常可消失、减轻或增强心律失常药物治疗的疗效。对已能确定病因的心律失常者，除各种器质性心脏病外，如急性感染、呼吸功能衰竭或心力衰竭、低血钾、低血镁、严重酸中毒和缺氧、地高辛中毒等引起或并发严重心律失常，应予针对性治疗。若能完全除去，则不一定进行抗心律失常治疗。病因治疗十分重要，否则单用抗心律失常治疗不一定能成功。如治疗尖端扭转型室性心动过速需同时纠正低血钾就是最好的例证。

(二)抗心律失常的药物

1.抗快速心律失常药　根据 Vaughan Williams 分类分为四类。

(1)Ⅰ类抗心律失常药：为钠通道阻滞药，又分为Ⅰa、Ⅰb、Ⅰc 三类。

1)Ⅰa 类药物有下述作用：①抑制异位起搏细胞异位搏动的自律性；②抑制心房、心室和浦肯野纤维细胞 O 相上升速率，减慢传导，使应激阈提高；③延长动作电位时间和有效不应期，膜反应性降低，使单向阻滞变为双向阻滞，消除折返激动。这类药包括奎尼丁、普鲁卡因胺、丙吡胺等，对室上性心动过速、房扑、房颤、快速室性心律失常有效。此类药物不良反应较大，疗效也不够理想，在儿科很少应用。

2)Ⅰb 类药物作用：①抑制钠离子的通透性，促进钾离子外流，减慢舒张期除极而抑制心肌细胞的自律性；②缩短动作电位时间和有效不应期，消除单向或双向阻滞和折返激动。这类药物有利多卡因、苯妥英钠、美西律(慢心律)、妥卡胺、莫雷西嗪、阿普林定(安搏律定)等，对室上性及室性心律失常有效。

3)Ⅰc 类药物电生理效应与Ⅰa 类药相似，与Ⅰb 类药不同。轻度影响复极，显著抑制传导。这类药包括普罗帕酮（心律平）、思卡尼、氟卡尼、氯卡尼等。近年普罗帕酮在儿科应用广泛,对室上性、室性快速心律失常和预激综合征的快速心律失常以及其他顽固性快速型心律失常有良好疗效。

(2)Ⅱ类抗心律失常药:为β肾上腺素受体阻断药。以普奈洛尔为代表。这类药能抑制心肌β受体,阻滞β肾上腺素能产生的各种应激反应;亦具有阻滞钠通道和缩短动作电位时间和有效不应期的作用;能降低窦性和异位起搏点自律性,减慢心率,减慢房室传导,抑制心肌收缩性,降低心肌耗氧量。适用于窦性心动过速、室上性心律失常、室性心律失常以及先天性 Q-T 间期延长综合征所致快速心律失常的治疗,对房扑、房颤可减慢室性心率。β受体阻断药目前已开发出几十种,如阿普洛尔、吲哚洛尔等。还有一些长效和短效制剂如阿替洛尔（氨酰心安）、倍他洛尔、艾司洛尔和氟司洛尔等。本类药物的不良反应有心动过缓、低血压、心力衰竭和哮喘等。

(3)Ⅲ类抗心律失常药:为复极抑制药。该类药通过抑制动作电位钾离子外流而延长心肌细胞动作电位时间和有效不应期,但不减慢传导,有利于消除折返性心律失常。以胺碘酮、溴苄胺为代表。胺碘酮尚可扩张冠状动脉,对房性、室性心律失常均有较好的效果。但不良反应较多,除常见的消化道症状外,还有 Q-T 间期延长、传导阻滞、角膜色素沉着、甲状腺功能亢进症或减退症等,停药后可好转。偶尔可引起严重的不可逆转的肺纤维化和免疫性肺炎,故用药期间应定期作 X 线检查。近年来开发出新药如索他洛尔（兼有Ⅱ类和Ⅲ类药理特性）等疗效较好,上述不良反应明显减少。

(4)Ⅳ类抗心律失常药:为钙拮抗药。以维拉帕米（异搏定）、地尔硫卓、苄普地尔（苄丙洛）为代表。这类药的主要作用是阻滞细胞膜的钙离子通道,抑制窦房结和房室结细胞的自律性;延长房室结的不应期,延长房室结传导,因而阻断折返激动。还有类似Ⅰa、β受体阻断药以及扩张冠状动脉的作用。维拉帕米适用于室上性心律失常,可以减慢心室率,尤其对阵发性折返性室上性心动过速效果较好。不良反应是注射过快、剂量过大可发生低血压,甚至发生心源性休克和房室传导阻滞。小婴儿慎用或不用,这是因为小婴儿的血流动力学状态不稳定,极易发生上述不良反应。不宜与β受体阻断药合用。有学者认为这类药对预激综合征旁道作用不大。

(5)其他治疗快速心律失常的药物:洋地黄类药物除可增强心肌收缩力和兴奋迷走神经,尚可减低心房肌细胞静息电位,减慢 O 相上升速率,延长有效不应期,减慢传导速度;缩短预激综合征旁道的有效不应期,增快其传导。还可降低细胞膜的钾离子通透性,延长复极时间。主要用于室上性心律失常及伴有心力衰竭的心律失常。宜选用快速作用的制剂,静脉给药,用快速洋地黄饱和法,可较快地达到疗效。其他还有新斯的明、依酚氯胺、苯肾上腺素、甲氧明、间羟胺、去甲肾上腺素、氯化钾、硫酸镁、腺苷、三磷腺苷以及有抗心律失常作用的中药等。

(6)治疗快速性心律失常的药物的选择:临床上可根据心律失常的类别以及抗心律失常药物作用的不同部位来选择药物。

2.抗缓慢心律失常药　有异丙肾上腺素、麻黄碱、肾上腺素和阿托品等,视病情的缓急,叫采用静脉注射、静脉滴注,也可口服。肾上腺皮质激素亦可用于治疗缓慢性心律失常。必要时用起搏器治疗。

六、各种心律失常的治疗方法

(一)心室颤动

凡遇脉搏及心音消失,先叩击心前区或进行体外心脏按压。如心电图证实为心室颤动,应立即采用非同步直流电击除颤;如颤动波微弱,可在除颤前经心腔内注入肾上腺素 0.3～1mg,使颤动波变粗才进行电击。起始电能平均为 2～4J/kg。在无除颤器的情况下,可用利多卡因或溴苄胺等药物除颤,亦可与电击除颤同时应用。及时纠正病因及诱因,安置埋藏式自动除颤起搏器。

(二)复杂性室性期前收缩

Lown 分级法将室性期前收缩分为:Ⅰ级,为偶发室性期前收缩;Ⅱ级,为频发室性期前收缩(>6 次/分);Ⅲ级,为多形或多源性室性期前收缩;Ⅳ级,为成对或成串(连续 3 个或以上)室性期前收缩;Ⅴ级,为 R 落在 T 上的室性期前收缩。分级愈高,猝死危险性愈大。对Ⅲ～Ⅴ级复杂性室性期前收缩以及室性期前收缩并发于完全性房室传导阻滞或 T-T 间期综合征者,应及时选用利多卡因(每次 1mg/kg)静脉注射,必要时持续静脉滴注 20～40μg/(kg·min)。该药最大优点是在常规剂量下不抑制心肌收缩力,此外,它恶化正在治疗中的心律失常的可能性比Ⅰa 类药物要小得多。主要不良反应是嗜睡、神志错乱甚至癫痫大发作。对心室率缓慢者可慎用异丙肾上腺素或阿托品静脉滴注。复杂性室性期前收缩降级后可酌情选用普萘洛尔、苯妥英钠、普罗帕酮等口服药。

(三)阵发性室性心动过速

对紧急病例除洋地黄中毒或正在使用洋地黄者外,直流电击复律是首选急救措施,尤其在伴有心力衰竭或休克时。电能量为 1～2J/kg。也可做超速心室起搏 5～10s 或短阵快速起搏 2～3s。药物治疗中,静脉注射利多卡因为首选,控制后静脉滴注维持或静脉注射溴苄胺维持以防复发,低血压者忌用溴苄胺。如以上处理无效,尚可选用美西律(每次 2mg/kg,5～10min 静脉注射),但缓慢心律失常、低血压、心源性休克、重度左心衰竭者忌用。若系洋地黄中毒所致,可先给予苯妥英钠(每次 3～5mg/kg),总量不超过 150mg,5～10min 静脉注射。如无效,15min 后再给予首剂半量。苯妥英钠和胺碘酮对先天性心脏病(尤其是法洛四联征)术后发生的室速疗效较好,且不抑制心肌收缩力。室性心动过速伴休克者,还可先用升压药物如多巴胺、间羟胺等后再用利多卡因治疗。

(四)尖端扭转型室性心动过速

尖端扭转型室性心动过速是由于心室内传导障碍,心室肌极化不均匀所致,血流动力学改变介于室性心动过速与心室颤动之间。大多发生于奎尼丁治疗后,也可见于其他类的抗心律失常药物如吩噻嗪类。此外,低钾血症、低镁血症、遗传性 Q-T 间期延长综合征、急性中枢神经系统损害和心肌缺血都可伴这种心律失常。其心电图特点为:①阵发性出现 160～280 次/分快速宽大畸形的 QRS 波;②QRS 波振幅不断变化,每 3～20 个 QRS 波发生轴向扭转;③发作间期多为缓慢性心律失常,均有明显 Q-T 间期延长,T 波宽大畸形或 TU 融合。

使用常规抗心律失常药物如普鲁卡因胺通常无效,甚至可能进一步加重这种心律失常,而首选药物为异丙肾上腺素。该药稀释后以 1～4μg/min 速度给予。开始宜用最低速度,无效时每 3～5min 增加 1μg/min。非常危急时可用 0.1～0.3mg/次静脉缓注,有效后以上述速度静脉滴注维持。用药时必须进行监测,注意窦速或因心肌收缩力增强发生高血压或因周围血管作用发生低血压。与此同时还应纠正低血钾,注意补镁。对 10 岁以上儿童还可静脉注射 25％硫酸镁 3～4ml,对少部分病例已证明有效。此外,心室起搏可用于所有患者,包括缺血性心脏病患者,该法有效率高。经静脉插入右室导管后,起搏心律,应比基础窦性心率高 10 次/分。

(五)阵发性室上性心动过速

对无并发症者可试用兴奋迷走神经方法。潜水反射法可强烈兴奋迷走神经,对婴儿或新生儿效果较好。用 4℃左右冰水浸湿毛巾或用较大薄塑料袋 1/3 盛水,1/3 盛冰覆盖整个面部,每次 10～15s,1 次无效每隔 3～5min 可再试 2 次。亦可将面部浸入冰水盆中。能合作儿童可自行浸入,对婴儿可让其俯卧并骑跨在操作者左前臂,再将其面部以耳前为限浸入冰水中。1 次最长不超过 7s。治疗过程应在心电监护下进行并常规准备阿托品。转复后用地高辛口服维持,三磷腺苷(ATP)静脉快速注射。ATP 不仅可增强迷走神经张力,而且通过延长或阻滞房室结的前向传导,终止折返环路。这种作用是通过腺苷与心脏的特异性受体结合而实现的。婴儿每次 3mg,儿童每次 10mg,5s 内推入,无效时分别增至 5mg/次和 15mg/次。注射有效时,心率立即减慢,在室上性心动过速突然终止后有时可见短暂(一般 2～4s)心室停搏,其后第一个 QRS 波可为窦性,也可为结性或室性波。需在心电监护下进行。病态窦房结综合征所致室上性心动过速不宜用此法。常备阿托品以防意外。

对合并充血性心力衰竭者宜选快速洋地黄化法(12h 达化量)。室上性心动过速并有低血压或心源性休克者首选去氧肾上腺素(新福林)、甲氧胺等升压药物,治疗中边注射边监测血压和心率。有高血压、器质性心脏病和急性心肌梗死者禁用。对无预激综合征的室上性心动过速可选用维拉帕米(异搏停)每次 0.1～0.2mg/kg,静脉缓注(<1mg/min),1 次量不超过 3mg。病态窦房结综合征、严重心力衰竭、明显低血压、Ⅱ度以上房室传导阻滞或近日接受 β 受体阻滞药治疗的病例不宜使用维拉帕米(异搏停),对小婴儿应慎用。预激综合征并发室上速可选用胺碘酮,紧急情况下用每次 2.5～5mg/kg 静脉缓注(10～20min)。不宜用于低血钾者。

对药物治疗无效或伴有明显血流动力学改变(休克、心力衰竭等)可立即同步电复律治疗,但在洋地黄中毒、低血钾等时忌用。对难治性室上性心动过速可试用利多卡因、美西律、电起搏法超速抑制等阻止发作。

(六)心房颤动与扑动

对于房颤,若心室率太快,症状明显者,尤其是伴有心力衰竭的患儿,均应用快速洋地黄化,其后口服地高辛维持。洋地黄治疗的目的为减慢心室率,少数可恢复窦性心律。应用胺碘酮(每次 2.5～5mg/kg 静脉注射)也可转复为窦性心律,好转后口服维持治疗[5mg/(kg·d),分 2 次]。如上述方法无效,可采用同步直流电击转复治疗,效果较好,但仍需用奎尼丁维持以防复发。有病态窦房结综合征或洋地黄中毒者禁用。对于房扑,如室率太快,用洋地黄治疗也能使心室率减慢,患者症状明显改善。部分患儿在维持用洋地黄或停药过程中心房扑动转为窦性心律。经药物治疗无效的病例,可采用同步直流电击转复治疗。

(七)房室传导阻滞

房室传导阻滞应做病因治疗和对症治疗。对二度Ⅱ型房室传导阻滞,虽可注射阿托品改善房室传导,但由于偶尔阿托品提高心房率,却加重房室传导阻滞,反使室率减慢,故应慎用。对完全性房室传导阻滞,当心室率<40 次/分时(或合并室性心律失常)易导致阿-斯综合征。因此,当心室率儿童<50 次/分,婴儿<80

次/分时应给予阿托品每次 0.01～0.03mg/kg 静脉注射,疗效不明显,室率进一步减慢则改用异丙肾上腺素,根据心室率按 1～4μg/min 速度调整,使室率维持在 60～80 次/分。由于肾上腺皮质激素有增强交感神经兴奋性、加速房室传导且抑制或消除心肌和传导系统的炎症与水肿,故严重心肌炎伴完全性房室传导阻滞时应加用肾上腺皮质激素治疗。

心室率经常在 40 次/分以下(新生儿室率持续 55 次/分以下)或伴有阿-斯综合征或充血性心力衰竭以及伴室性心律失常,药物治疗无效者应安装永久性心脏起搏器。

第六节　感染性心内膜炎

感染性心内膜炎是由于致病微生物侵入心瓣膜、心内膜及大血管内膜而发生的炎症性疾病。根据起病缓急和病情程度,本病可分两类:①急性感染性心内膜炎,原无心脏病,发生于败血症时,细菌毒力强,病程＜6 周;②亚急性感染性心内膜炎,在原有心脏病的基础上感染毒力较弱的细菌,病程＞6 周。

一、临床表现

起病缓慢,症状多种多样。大多数患者有器质性心脏病,部分患儿发病前有龋齿、扁桃体炎、静脉插管、介入治疗或心内手术史。

1.感染症状　发热是最常见的症状,几乎所有的病例都有过不同程度的发热,热型不规则,热程较长,个别病例无发热,此外患儿有疲乏、盗汗、食欲减退、体重减轻、关节痛、皮肤苍白等表现,病情进展较慢。

2.心脏方面的症状　原有的心脏杂音可因心脏瓣膜的赘生物而发生改变,出现粗糙、响亮、呈海鸥鸣样或音乐样的杂音。原无心脏杂音者可出现音乐样杂音,约一半患儿由于心瓣膜病变、中毒性心肌炎等导致充血性心力衰竭,出现心音低钝、奔马律等。

3.栓塞症状　视栓塞部位的不同而出现不同的临床表现,一般发生于病程后期,但约 1/3 的患者为首发症状,皮肤栓塞可见散在的小淤点,指(趾)屈面可有隆起的紫红色小结节,略有触痛,此即欧氏小结。内脏栓塞可致脾大、腹痛、血尿、便血,有时脾大很显著。肺栓塞可有胸痛、咳嗽、咯血和肺部啰音。脑动脉栓塞则有头痛、呕吐、偏瘫、失语、抽搐甚至昏迷等。病程久者可见杵状指、趾,但无发绀。

同时具有以上三方面症状的典型患者不多,尤其 2 岁以下婴儿往往以全身感染症状为主,仅少数患儿有栓塞症状和/或心脏杂音。

4.实验室检查

(1)血培养:血细菌培养阳性是确诊感染性心内膜炎的重要依据,凡原因未明的发热、体温持续在 1 周以上,且原有心脏病者,均应反复多次进行血培养,以提高阳性率。若血培养阳性,尚应做药物敏感试验。

(2)超声心动图:超声心动图检查能够检出直径大于 2mm 以上的赘生物,因此对诊断感染性心内膜炎很有帮助,此外在治疗过程中超声心动图还可动态观察赘生物大小、形态、活动和瓣膜功能状态,了解瓣膜损害程度,对决定是否做换瓣手术有参考价值。该检查还可发现原有的心脏病。

(3)CT 检查:对怀疑有颅内病变者应及时做 CT,了解病变部位和范围。

(4)其他:血常规可见进行性贫血,多为正细胞性贫血,白细胞数增高和中性粒细胞升高,红细胞沉降率快,C 反应蛋白阳性,血清球蛋白常常增多,免疫球蛋白升高,循环免疫复合物及类风湿因子阳性。尿常规有红细胞,发热期可出现蛋白尿。

二、诊断

(一)诊断要点

1.临床指标

(1)主要指标:①血培养阳性,分别 2 次血培养有相同的感染性心内膜炎常见的微生物(如金黄色葡萄球菌、肠球菌等)。②心内膜受累证据,应用超声心动图检查,有以下征象之一,即附着于瓣膜或瓣膜装置,或心脏、大血管内膜,或置植人工材料上的赘生物;心内脓肿;瓣膜穿孔、人工瓣膜或缺损补片有新的部分裂开。③血管征象,重要动脉栓塞,脓毒性肺梗死或感染性动脉瘤。

(2)次要指标:①易感染条件,基础心脏疾病,心脏手术、心导管术,或中心静脉内插管;②较长时间发热(≥38℃),伴贫血;③原有心脏杂音加重,出现新的反流杂音,或心功能不全;④血管征象,瘀斑、脾肿大,颅内出血,结膜出血,镜下血尿或 Janeway 斑;⑤免疫学征象,肾小球肾炎、Osler 结、Roth 斑,或类风湿因子阳性;⑥微生物学证据,血培养阳性,但未符合主要指标中的要求。

2.病理学指标

(1)赘生物(包括已形成的栓塞)或心内脓肿经培养或镜检发现微生物。

(2)存在赘生物或心内脓肿,并经病理检查证实伴活动性心内膜炎。

3.诊断依据

(1)具备以下①～⑤项任何之一者可诊断为感染性心内膜炎：①临床主要指标2项；②临床主要指标1项和次要指标3项；③心内膜受累证据和临床次要指标2项；④临床次要指标5项；⑤病理学指标1项。

(2)有下列情况可排除感染性心内膜炎诊断：有明确的其他诊断解释临床表现；抗生素治疗≤4天，手术或尸检无感染性心内膜炎的病理依据。

(3)临床考虑感染性心内膜炎，但不具备确诊依据时仍应进行治疗，根据临床观察及进一步的检查结果确诊或排除感染性心内膜炎。

(二)鉴别诊断

1.本病如以发热为主要表现者须与伤寒、败血症、结核、风湿热和系统性红斑狼疮等鉴别。

2.本病如以心力衰竭为主要表现者须与伴有低热的先天性或后天性心脏病并发心力衰竭者相鉴别。

3.与活动性风湿性心肌炎的鉴别比较困难，但感染性心内膜炎有栓塞、脾肿大、杵状指(趾)及血培养阳性，特别是二维超声心动图检查发现较大赘生物等均可与上述诸病相鉴别。

4.手术后感染性心内膜炎须与心包切开综合征及术后灌注综合征鉴别，后两者均为自限性疾病，经休息、服用阿司匹林或糖皮质激素治疗后可痊愈。

三、治疗

积极抗感染，加强支持疗法，在应用抗生素前多次进行血培养和药敏等试验，以期对选用抗生素及剂量做指导，必要时进行手术治疗。

(一)一般治疗

卧床休息，加强营养，保证足量热量的供应，补充维生素和铁剂，维持水和电解质平衡，病情严重者可输用鲜血、血浆或免疫球蛋白等支持治疗。

(二)药物治疗

药物治疗主要是抗生素治疗。原则是早期、足量、长疗程，联合应用具有杀菌作用的抗生素，不必等待血培养结果而延误治疗，但在治疗之前必须先做几次血培养，因培养出病原菌及其药物敏感试验结果，对选用抗生素及剂量有指导意义。一般用药疗程为4周，对伴有严重并发症或病情顽固者疗程可延长至8周。

1.致病菌不明者　常用方案为青霉素、苯唑西林(新青霉素Ⅱ)和奈替米星三者联用，剂量为青霉素，每日30万～40万U/kg，分4次静脉滴入；苯唑西林，每日

200mg/kg,分 4 次静脉滴入,4～6 周为 1 个疗程;奈替米星,每日 6～7.5mg/kg,每日静脉滴入 1 次,6～8 周为 1 个疗程。若为术后患者可选用万古霉素加庆大霉素治疗,疗程 6～8 周。

2.致病菌明确者

(1)草绿色链球菌感染者:首选青霉素 20 万～30 万 U/(kg·d),每 4～6h 静脉滴入 1 次,疗程 4～6 周,或头孢曲松 2g/d,静脉注射,连用 4 周。对 6 岁以上患儿,可联合应用链霉素 20～40mg/(kg·d),每 12h 1 次。或联合应用庆大霉素 4～6mg/(kg·d),每 8h 1 次。对青霉素耐药者,可选用万古霉素 40～60mg/(kg·d)(≤2g/d),分 2～4 次缓慢静脉滴注,4 周为 1 个疗程,但不良反应较大,应慎重。还可选用替考拉宁(壁霉素),每次 12mg/kg,第 1 日每 12h 1 次,以后每日 6mg/kg,该药不良反应较小。

(2)金黄色葡萄球菌感染者:非耐药甲氧西林金葡菌感染者,可选用青霉素(用法同上)联合利福平,每日 10mg/kg,顿服治疗,连用 6～8 周。对青霉素耐药者,可选用苯唑西林 200mg/(kg·d),每 4～6h 静脉用药 1 次,4～6 周为 1 个疗程,同时联合应用庆大霉素治疗;也可选用头孢菌素类抗生素,如头孢唑啉,每日 100mg/kg,每 6～8h 静脉滴入 1 次,疗程 6～8 周,或应用万古霉素,剂量同上。耐甲氧西林金黄色葡萄菌感染者,可选用万古霉素或去甲万古霉素、替考拉宁,联合应用利福平。

(3)革兰阴性杆菌感染者:大肠杆菌感染者,可选用氨苄西林,每日 200～300mg/kg,每 6h 静脉滴入 1 次,疗程 4～6 周,青霉素耐受者可改用头孢类抗生素,疗程 4～6 周,另加用庆大霉素 2 周。嗜血杆菌感染者可选用替卡西林,每日 200～400mg/kg,每 6h 1 次静脉滴入,加用庆大霉素,疗程 4～6 周。

(4)真菌感染者:应停用抗生素,选用两性霉素 B,每日 0.1～0.25mg/kg,以后逐渐增加至每日 1mg/kg 静脉滴注,可加用氟胞嘧啶,每日 50～150mg/kg,分 3～4 次服用。

(三)其他治疗

早期外科治疗是近年来治疗感染性心内膜炎又一有效措施,效果良好。对心脏赘生物和污染的人造代用品清创、修复或置换损害的瓣膜,挽救了许多患儿的生命。具体手术指征为:①瓣膜功能不全引起的难治性心力衰竭;②行瓣膜置换术后患感染性心内膜炎,经内科治疗不能控制感染者,应手术切除感染的瓣膜和人造组织;③先天性心脏病患儿,如动脉导管未闭、室间隔缺损等合并感染性心内膜炎,经内科治疗无效者,应进行导管结扎或缺损修补术;④反复发生的严重或多发性栓塞,或巨大赘生物(直径 1cm 以上),或赘生物阻塞瓣口;⑤内科无法控制的心力衰竭患儿,或经最佳抗生素治疗无效,或真菌感染者;⑥新发生的心脏传导阻滞。

第七节　直立调节障碍

【概述】

直立调节障碍是由于小儿自主神经尚未发育完善,功能不稳定,以致有时血管舒缩反应不良,在体位变动,尤其是由卧位变为直立位时引起一过性脑供血不足,患者此时可能出现头晕、恶心、心慌、胸闷等症候。是小儿时期常见病,预后良好。

【诊断依据】

1.临床表现　晨起头晕,精神不振,易疲劳,稍微活动即心慌、胸闷,乘车或洗热水澡时易发生头晕,在卧位变为直立位后可出现头晕、恶心等症候。

2.辅助检查　做直立试验,方法及结果判定如下。受试者平卧,常规测九导联心电图后测血压,然后起立,安静直立 10min,而后再测心电图及血压,比较直立前后的心率,脉压及 T 波变化。在下列四项中有两项或两项以上符合者即为阳性:①直立后心率增快≥20/min;②直立后收缩压下降≥2.6kPa(20mmHg);③直立后两个或两个以上的导联 T 波下降≥0.2mV 或 50%;④直立后脉压减少≥2.1kPa(16mmHg)。如在实验过程中晕倒,实验不能继续者,判断为直立试验阳性。

【治疗】

1.一般方案　经验证明多数小儿在青春发育期前症状即自然消失,明确此点对消除家长和患儿的心理负担大有裨益,起床前适当活动肢体,以提高交感神经兴奋性,动作不要过猛,可减轻或减少症状发作。

2.物理疗法　睡前和起床前用干或冷毛巾擦肢体,积极参加体育活动和冬季户外锻炼,以改善血管舒缩功能,增强血管神经反应的灵敏性,有利于症状的恢复。

3.药物治疗　常用谷维素 20mg/次,每日 3 次,症状消失后减半量,3 个月为 1 个疗程,但效果不甚理想。

第八节　急性充血性心力衰竭

急性充血性心力衰竭是由各种病因使心脏泵功能减退,心排血量减少,导致静脉淤血,动脉血液灌注不足,机体组织代谢缺氧等一组临床症状和体征。为小儿常见急症,尤以婴幼儿多见。临床主要表现为肺循环淤血,体循环充血及心功能不全三方面征象。

一、临床表现

心力衰竭的症状及体征主要是由于心脏代偿功能失调、交感神经兴奋、静脉系统充血、血容量增加及钠与水潴留所造成。因年龄、病因及血液动力学改变的不同,故临床特点在小儿不同年龄组有一定差别。

1.婴幼儿期症状　新生儿常表现为嗜睡、淡漠、乏力、拒奶或呕吐等特异症状。婴幼儿期心力衰竭的症状常不典型,一般起病较急,病情进展迅速,可呈暴发型经过。急性心肌炎及心内膜弹力纤维增生症发生心力衰竭时,常为急骤起病。患儿可于数分钟或至数小时内突然发生呼吸困难,吸气时胸骨上窝及肋缘均凹陷,呼吸增快,呼吸频率常大于 60 次/分,甚至达 100 次/分以上。同时出现呕吐、烦躁、多汗,面色苍白或发绀,四肢发凉,脉搏快而无力,心动过速,可有奔马律,肺部有干啰音,表现为急性充血心力衰竭。先天性心血管畸形,如间隔缺损等多呈慢性充血性心力衰竭,起病稍慢,症状主要为喂养困难,患儿吮奶少量即出现呼吸困难,疲劳并拒食,体重不增加。烦躁多汗,愿意抱起并依靠在大人肩上(这是婴儿端坐呼吸的表现),安静时也有呼吸困难,常见干咳,患儿哭声弱,有时声音嘶哑,是由于扩张的肺动脉压迫左喉返神经所致。心前区突出,心尖搏动增强,心界扩大。肝脾肿大,其边缘圆钝,并有压痛。肺部往往无湿啰音或仅有喘息音。颈静脉怒张及水肿均不明显,只能通过观察体重增加情况来判断水肿程度。

2.年长儿期症状　年长儿心力衰竭的表现与成人相似,起病多缓慢。左、右心衰竭表现如下。

(1)左心衰竭:可见于风湿性二尖瓣病变及高血压性心脏病等,主要症状由于急性或慢性肺充血所引起。临床表现有:①呼吸困难,常为最早期的症状,开始较轻,仅于活动后出现,患儿活动受限,易疲劳,最后则于休息时也出现,呼吸快而浅。产生呼吸困难的原因主要是肺部充血引起对呼吸中枢的反射刺激增强。呼吸困难常于平卧时加重,故患儿喜取坐位,呈现端坐呼吸现象,因坐位时血液由于重力的影响多积聚于下肢及腹内,使回到右室血量减少,故可减轻肺充血;另外坐位时横膈下降,胸腔易于扩张。夜间阵发性呼吸困难在儿童不多见。②咳嗽,因肺充血,支气管黏膜充血引起,呈慢性干咳。③咯血,因咯血以致血液通过肺血管时氧合作用不全。④发绀,一般较重,因肺充血以致血液通过肺血管时氧合作用不全。⑤肺部可有喘鸣音或湿性啰音。⑥急性肺水肿,由于急性左心衰竭引起,肺部充血急剧加重,体液由毛细血管渗出积聚在肺泡内。患儿极度呼吸困难,端坐呼吸,皮肤苍白或发绀,口唇发绀,因心搏量急骤下降,故出现四肢凉、脉搏快而弱或触不到,偶见交替脉,即脉搏一强一弱,血压下降,心动过速常有奔马律,双肺有喘鸣音及湿性啰音,患儿频咳血沫痰,严重者有大量血沫性液体由口腔及鼻孔涌出。

(2)右心衰竭:可由于左心衰竭引起,因左心衰竭时肺充血、肺动脉压力增高,使右室收缩期负荷增加;先天性心血管畸形伴有肺动脉高压者常发生右心衰竭。右心衰竭的症状主要为体循环充血所引起,临床表现有:①水肿,开始见于身体下垂体部位。严重病例出现原因主要有二,一为肾脏对钠的吸收增高,使细胞外液增加;二为体循环静脉压升高,毛细血管渗入组织间的水分较回流以毛细血管及淋巴管的为多。②肝脏肿大常伴有上腹痛,急性心力衰竭者腹痛及肝脏压痛较著,肝脏边缘圆钝,肝大可出现在水肿之前,故为右心衰竭早期症状之一。慢性心力衰竭,长期肝淤血可发生黄疸。③颈静脉怒张,坐位时颈静脉怒张,用手压迫肝脏时更为明显(肝颈反流征)。④食欲缺乏、恶心、呕吐,因胃肠道静脉淤血所致。⑤尿少,并有轻度蛋白尿及少数红细胞,因肾脏淤血所致。

3.心功能状态评价　一般心力衰竭的初期可以左心或右心衰竭为主,病情发展则表现为全心衰竭,临床以全心衰竭多见。通常根据患者的病史、临床表现及劳动耐力的程度将心脏病患者心功能状态分为四级。

Ⅰ级:仅有心脏病体征,无症状,活动不受限,心功能代偿。

Ⅱ级:活动量较大时出现症状,活动轻度受限。

Ⅲ级:活动稍多即出现症状,活动明显受限。

Ⅳ级:安静休息即有症状,完全丧失劳动。

上述心功能分级用于成人及儿童,对婴儿不适用。有作者认为婴儿心力衰竭大多数因较大的左向右分流导致肺循环血量增多而充血,不同于成人以心泵功能障碍为主。进行心功能分级应准确描述其喂养史,呼吸频率,呼吸形式,如鼻扇、三凹征及呻吟样呼吸,心率,末梢灌注情况,舒张期奔马律及肝脏肿大的程度。对婴儿心功能评价按以下分级。

0级:无心力衰竭表现。

Ⅰ级:即轻度心力衰竭。其指征为每次哺乳量<90ml,或哺乳时间需40min以上,呼吸>60次/分,呼吸形式异常,心率>160次/分,肝大肋下2～3cm,有奔马律。

Ⅱ级:即重度心力衰竭。指征为每次喂乳量<75ml,或哺乳时间需40min以上,呼吸>60次/分,呼吸形式异常,心率>170次/分,有奔马律,肝大肋下3cm以上,并有末梢灌注不良。并据以上心力衰竭临床表现制定婴儿心力衰竭分级评分,可供婴儿心力衰竭心功能分级参考。

二、辅助检查

1.X 线胸片 心影呈普遍性扩大,心搏动减弱。肺纹理增多,叶间胸膜明显,少量胸腔积液,显示肺淤血。根据各心腔大小及肺血情况可协助病因诊断。小婴儿正常胸腺心脏影可误诊心脏增大,应予注意。

2.心电图检查 可示房室肥厚、复极波及心律的变化,有助于病因诊断及应用洋地黄药物的参考。

3.超声心动图检查 对心脏、大血管的解剖结构、血液动力学改变、心功能提供精确的资料,有助于病因诊断及病理生理、心脏收缩及舒张功能的评价。

4.血气分析及 pH 值测定 肺水肿、左心衰竭时出现 PaO_2 下降,$PaCO_2$ 上升,发生呼吸性酸中毒。严重心力衰竭,组织灌注不良,酸性代谢产物积蓄,可导致代谢性酸中毒。

5.血生化及血糖测定 了解血清钠、钾、氯水平。新生儿低血糖可导致心力衰竭。尚可检心肌缺血、肾功能及贫血等情况,有助于判断病因及指导治疗。

三、诊断

(一)诊断要点

1.诊断标准(1985 年全国小儿心力衰竭座谈会制订)

(1)具备以下 4 项者应考虑心力衰竭。

①呼吸急促,婴儿>60 次/分,幼儿>50 次/分,儿童>40 次/分。

②心动过速,婴儿>160 次/分,幼儿>150 次/分,儿童>140 次/分。

③心脏扩大,为体检、X 线或超声心动图所证实。

④烦躁,哺喂困难,体重增加,尿少,水肿,多汗,发绀,呛咳,阵发性呼吸困难,有这些表现 2 项以上。

(2)具备以上 4 项加以下 1 项或以上 2 项加以下 2 项,可确诊心力衰竭。

①肝脏肿大:婴幼儿在肋下≥3cm,儿童>1cm(进行性肝脏肿大或伴触痛更有意义)。

②肺水肿。

③奔马律。

(3)严重心力衰竭而出现周围循环衰竭。

2.婴幼儿急性心力衰竭诊断标准

(1)安静时心率加快,婴儿>180次/分,幼儿>160次/分,不能用发热或缺氧解释。

(2)呼吸困难,安静时呼吸突然加快,>60次/分。

(3)肝大达肋下3cm以上,或短时间较前迅速增大,不能以横膈下移等解释。

(4)心音低钝,有奔马律,颈静脉怒张,心脏扩大。

(5)突然发生极度烦躁不安,明显发绀,皮肤苍白,发灰,不能用原有疾病解释。

(6)尿少或无尿,颜面及下肢水肿,已排除营养不良、肾炎、维生素 B_1 缺乏等原因。

具有上述第(1)～(4)项,伴或不伴第(5)或第(6)项,即可诊断为心力衰竭。

3.新生儿心力衰竭的诊断标准

(1)提示心力衰竭:具备以下4项中3项者考虑为心力衰竭:①心动过速>180次/分;②呼吸急促>60次/分;③心脏扩大(X线及超声心动图检查)心胸比例>0.6;④两肺底出现不固定的湿啰音,X线像表现为肺血增多,两肺出现斑片模糊阴影,有时可见叶间裂积液现象。

(2)确诊心力衰竭:具备以上3项加以下任何1项或以上2项加以下2项者即可诊断。①肝脏肿大≥3cm,短期内进行性肿大,治疗后缩小;②奔马律,发生于各种原因引起心力衰竭;③明显肺水肿,为急性左心衰竭的表现。

4.儿童心功能分级诊断

(1)Ⅰ级:一般体力活动不受限。

(2)Ⅱ级:活动轻度受限,休息时无症状,但中等体力活动时,即出现症状。亦称Ⅰ度或轻度心力衰竭。

(3)Ⅲ级:活动明显受限,活动稍多即出现明显症状。亦称Ⅱ度或中度心力衰竭。

(4)Ⅳ级:任何活动均有症状,在休息状态时也有呼吸困难等症状。亦称Ⅲ度或重度心力衰竭。

5.婴儿心功能分级诊断

(1)0级:无心力衰竭表现。

(2)Ⅰ级:即轻度心力衰竭。每次哺乳量<105ml,或哺乳时间需30min以上,呼吸困难,心率>150次/分,肝大肋下2cm,可有奔马律。

(3)Ⅱ级:即中度心力衰竭。每次哺乳量<90ml,或哺乳时间需40min以上,呼吸>60次/分,呼吸形式异常,心率>160次/分,有奔马律,肝大肋下2～3cm。

（4）Ⅲ级：即重度心力衰竭。每次哺乳量<75ml，或哺乳时间需 40min 以上，呼吸>60 次/分，呼吸形式异常，心率>170 次/分，有奔马律，肝大肋下>3cm。并有末梢灌注不良。

（二）鉴别诊断

1.毛细支气管炎或肺炎　因有气促、烦躁、心率增快、面色苍白或发绀、肺气肿使肝下移而误诊为心力衰竭，但止咳、平喘、镇静可使病情改善，发绀减轻，心率恢复。如区别不清应按心力衰竭处理。

2.急性肾小球肾炎　重症患者因严重循环充血而出现呼吸、肺部湿啰音、端坐呼吸、咯粉红色泡沫痰、颈静脉怒张、肿大、水肿、心脏扩大，但不是真正的心功能衰竭，超声心动图检查心功能正常，应用呋塞米（速尿）、扩血管药物可使病情缓解。

四、治疗

注意休息，吸氧，限制水、钠摄入，消除病因及诱因，加强心脏收缩能力，改善血液动力学，维护心脏功能。

（一）一般治疗

保证患儿休息、取半卧位或垫高枕部，吸氧，供给湿化氧并做好护理工作，避免用力和排便用力，给予容易消化及富有营养的食品，防止躁动，必要时用镇静药，苯巴比妥、吗啡等皮下或肌内注射，但需警惕抑制呼吸。急性心力衰竭或严重水肿者，应限制水和钠盐的摄入，液量应控制在婴儿每日 60～80ml/kg，年长儿每日 40～60ml/kg，液体应 24h 内均速给予。心力衰竭时，患者易发生酸中毒，低血糖和低血钙，新生儿时期更是如此，遇上述情况应及时纠正处理。

加强针对原发病进行的病因治疗是治疗和预防心力衰竭发生的关键。先天性心脏病患者，外科手术治疗为根治性治疗方法，但内科抗心力衰竭治疗却往往是术前和术后必不可少的治疗手段；感染性心内膜炎或其他感染者应加强抗生素应用控制感染；输红细胞纠正严重贫血；应用抗心律失常药或电学治疗控制心律失常；心包引流缓解心脏压塞；严重肺部疾病患者可使用辅助呼吸措施改善肺功能；如心力衰竭是由甲状腺功能亢进或维生素 B_1 缺乏、病毒性或中毒性心肌炎等引起者，治疗原发疾病更应进行。

（二）药物治疗

1.洋地黄类药物

（1）洋地黄制剂分类：洋地黄能有效增强心脏收缩功能，增强心输出量，降低心室舒张末期压力，改善组织的灌流及静脉淤血的周围循环障碍，临床应用广泛。洋地黄类药物可分为作用缓慢类,如洋地黄毒苷,目前应用极少;作用迅速类,如地高辛、毛花苷C及毒毛花苷K。地高辛可口服,也可静脉注射,口服吸收良好,起效快,蓄积少,并可通过胎盘到达胎儿循环,是儿科治疗心力衰竭的主要用药;毛花苷C及毒毛花苷K仅可用于静脉注射,肌内注射吸收不良。

(2)洋地黄用法

①负荷量法:该法主要适用于急性心力衰竭患儿,具体用药次数根据病情决定。常用制剂有地高辛,用于能口服的患者;不能口服者可选用毛花苷C(西地兰)静脉推注。在24h内给予负荷量地高辛为早产儿0.02mg/kg,足月儿0.02～0.03mg/kg,婴儿和儿童0.025～0.04mg/kg;毛花苷C,剂量为<2岁0.03～0.04mg/kg,>2岁0.02～0.03mg/kg。首次用量为负荷量的1/2,余半量分2次,相隔6～12h,加入10%葡萄糖溶液10～20ml中静脉推注。如心力衰竭仍未纠正,可在给予负荷量的12h后,再给予维持量,即负荷量的1/4～1/5,分2次给,每12h1次。

②维持量法:该法主要适用于慢性心力衰竭患儿。常用药物为地高辛,每日口服地高辛负荷量的1/4～1/5,分2次服用,每12h1次,一般经过6～8周即4～5个半衰期后即可达到稳定的有效血药浓度。维持时间的长短,应视具体病情而定。心内膜弹力纤维增生症患者需用2年以上,并随患儿的年龄及体重增长相应增加维持量。

(3)使用注意事项:洋地黄的正性肌力作用与用量呈线性关系,但中毒剂量与治疗量也较接近,治疗量为中毒量的60%,故应用时要慎重。用药前应了解患儿在2～3周内洋地黄使用情况,以防药物过量引发中毒。另外,在心力衰竭严重、肝肾功能障碍、电解质紊乱、心肌炎及大量利尿、低血钾后,患儿对洋地黄耐受性差,应用时应减量,按常规剂量减去1/3用药,且饱和时间不宜过快。未成熟儿和<2周的新生儿,肝肾功能发育尚不完善,也易引起中毒,洋地黄化剂量应按婴儿剂量减少1/2～1/3用药。钙剂对洋地黄有协同作用,故用洋地黄类药物时应避免同时应用钙剂。

(4)洋地黄毒性反应:小儿出现洋地黄中毒后最常见的表现有小儿心力衰竭症状加重,出现心律失常,如房室传导阻滞、室性早搏和阵发性心动过速等,厌食、恶心、呕吐、嗜睡、头昏、色视等。

(5)洋地黄中毒的治疗:首先应立即停药。

①维持电解质平衡:测定患者血清地高辛、钾、镁浓度及肾功能,建立静脉输液并监测心电图。若中毒较轻,血钾正常,一般在停药12～24h后中毒症状消失;若

中毒较重,血清钾低或正常、肾功能正常者,可静脉滴入 0.3% 的氯化钾,每小时 0.3~0.5mmol/kg 缓慢滴入,总量不超过 2mmol/kg,有 II 度以上度房室传导阻滞者禁用。

②阿托品:窦性心动过缓、窦房阻滞者,可选用阿托品,每次 0.01~0.03mg/kg,口服、皮下注射或静脉注射,每日 3~4 次。

③苯妥英钠:对洋地黄中毒所致的房室传导阻滞、室性期前收缩、室上性心动过速及室性心动过速疗效较好,常用剂量为 2~3mg/kg(一次用量不应超过 100mg),溶于生理盐水中缓慢静脉注射,用药时间不应少于 5min。若治疗效果欠佳,15min 后可重复用药 1 次。本品碱性强,应避免漏至血管外造成组织损伤。

④利多卡因:适用于室性心律失常者,每次静脉注射 1~2mg/kg(一次用量不超过 100mg),5~10min 后可重复用药 1 次,总量不超过 5mg/kg,治疗有效后改为 20~50μg/(kg·min)静脉维持滴注。

⑤地高辛特异抗体:严重洋地黄中毒伴有低血压、严重心力衰竭、高血钾及神经系统症状,并有生命危险者,可静脉注射地高辛特异抗体治疗。

2.利尿药 可减少血容量与心脏前负荷,当使用洋地黄类药物而心力衰竭未完全控制,或伴显著水肿者,宜加用利尿药。

(1)对急性心力衰竭、肺水肿者:应选用作用迅速、强效的利尿药,如呋塞米,剂量为每次 1~2mg/kg 静脉注射,每 6~12h 用药 1 次;也可口服,剂量为每日 1~4mg/kg。主要不良反应有脱水、低钠血症、低钾血症、代谢性酸中毒及听神经毒性反应等,婴儿应慎用。

(2)对轻度、慢性心力衰竭患者:可选用噻嗪类利尿药,如氢氯噻嗪,每日 1~2mg/kg,分 2~3 次口服;还有保钾利尿药,如螺内酯,每次 1~2mg/kg,分 2~3 次口服。因噻嗪类利尿药可导致低血钾,而螺内酯有保钾、保氯的作用,故两者常同时应用。

3.血管扩张剂 可扩张静脉降低心脏前负荷,扩张动脉减低心脏后负荷。常于儿茶酚胺类药物合用,用于急性心力衰竭、严重慢性心力衰竭一般治疗无效者。

(1)硝普钠:对急性心力衰竭,尤其是左心衰、肺水肿,伴有周围血管阻力增高者,效果显著。剂量为 0.2μg/(kg·min),以 5% 葡萄糖稀释后静脉滴注,每间隔 5min 加量 1 次,每次增加 0.1~0.2μg/(kg·min),直到血压下降,治疗效果明显时,最大剂量不超过 5μg/(kg·min)。因本药有减低血压的作用,应在动脉血压监护下应用,以防出现低血压。

(2)酚妥拉明:α 受体阻滞药,以扩张小动脉为主,兼有扩张静脉的作用。作用迅速,持续时间短,静脉注射 15min 后消失。首次剂量为 0.1～0.3mg/kg,之后改为 2.5～15μg/(kg·min)静脉滴注。本药有增加去甲肾上腺素释放的作用,易导致心动过速,甚至严重心律失常,故不常用于心力衰竭患者。

(3)哌唑嗪:首剂用量 5μg/kg,如无低血压反应,可逐渐增加至 50μg/kg,每 6h 1 次,最大量不超过 0.1mg/kg。首次用药 30～90min 后,可出现体位性低血压,尤其常见于低血容量及低钠患者,应密切观察。另外,还有晕厥、头晕、心动过速等不良反应,且长期用药易发生耐药性。

(4)肼屈嗪:主要用于高血压心脏病、扩张型心肌病、二尖瓣或主动脉瓣关闭不全并发心力衰竭患儿。剂量每次 0.4～0.5mg/kg,分 2～4 次口服。首剂 0.5mg/kg,之后根据病情逐渐加量。不良反应有头痛、心动过速、恶心、呕吐,大剂量应用还可发生狼疮综合征。

(5)硝酸甘油:对心脏手术后低心排综合征伴左室充盈压升高及肺水肿者,可选用静脉输入硝酸甘油。剂量为 5μg/(kg·min)静脉滴注。前负荷降低时不宜使用,以免造成心输出量减少。

4.血管紧张素转换酶抑制药(ACEI 类)　可减少心脏前、后负荷,改善心功能。

(1)卡托普利(开搏通):本药口服可吸收 65%～75%,作用持续 8h,故口服 3 次/天为宜。用于心力衰竭患者,可使体内总钾含量及血清钾浓度增高,无须补钾。新生儿患儿,每次 0.1～0.5mg/kg,每 8～12h 用药 1 次,最大量为每日 2mg/kg;>1 个月患儿,每次 0.5～1mg/kg,每 8～12h 用药 1 次,最大量为每日 4mg/kg。口服药物应从小剂量开始,7～10 天内逐渐增加到有效量。不良反应有咳嗽、低血压、高血钾和胃肠道反应。

(2)依那普利(苯酯丙脯酸):与卡托普利相比,口服起效慢,服药后 4h 达血药浓度高峰;对水钠排泄作用不明显,但降压作用较明显。口服从小剂量开始,新生儿,每次 0.05～0.2mg/kg,每 12～24h 1 次,最大量每日 0.4mg/kg;>1 个月,每次 0.05～0.25mg/kg,每 12～24h 1 次,最大量每日 0.5mg/kg。之后 1～2 周内逐渐加量。本剂也可静脉注射,用量每次 5～10μg/kg。

(3)苯那普利:药动学与依那普利相近。口服用量从每日 0.1mg/kg 开始,于 1 周内逐渐增加至每日 0.3mg/kg,分 1～2 次口服。

5.儿茶酚胺类药物

(1)多巴胺:多在心力衰竭伴血压下降时应用,常用中、小剂量,静脉输入后,可使心脏指数增高,尿量增多,尿钠排泄增多,但对周围血管阻力及心率无影响。治疗心力衰竭时,开始剂量为 2～5μg/(kg·min),如有严重低血压时,可增加为 5～

$10\mu g/(kg \cdot min)$。多巴胺宜用5％～10％的葡萄糖或生理盐水配制,应避免与碱性液混合,以免降低其活性。静脉滴注时应慎重,液体外漏后可造成局部组织的坏死。主要不良反应为恶心、呕吐、心动过速、心律失常等。

(2)多巴酚丁胺:可增加心肌收缩力及心输出量,不影响周围血管阻力。初始量为$2～3\mu g/(kg \cdot min)$,可逐渐增加至$20\mu g/(kg \cdot min)$。必要时监测血液动力学指标、心率及血压。以上两种药物虽作用迅速,但维持时间都较短,用药常使用输液泵维持静脉滴注,以达到持久的作用效果。

6.β受体阻滞药　可减慢心率和降低心脏前后负荷,常与洋地黄类药物联合应用治疗慢性心力衰竭。此类药物起效时间较长,常在2～3月后才可发挥效应,因此应用多从小剂量用起,视病情逐渐增加用量。

(1)美托洛尔(倍他乐克):口服初剂量为每日0.2～0.5mg/kg,分2次口服,后用量逐渐增加,4周内达到每日2mg/kg,疗程不应短于8周,可持续用药3～6个月或更长时间。

(2)卡维地尔:口服初次剂量为0.08mg/kg,分2次服用,后逐渐增量,12周内达到每日0.4mg/kg,可用到6～12月。不良反应有头晕、低血压、头痛、哮喘、心动过速等。禁忌证:哮喘、慢性支气管炎、心动过缓、血压过低及Ⅱ度房室传导阻滞者禁用。

7.改善心肌代谢药

(1)辅酶Q_{10}:用量$1mg/(kg \cdot d)$,分2次服。

(2)1,6-二磷酸果糖:用量100～250mg/kg静脉输入,每日1次,7～10d为1个疗程。

(三)其他治疗

1.抗心律失常的治疗　心力衰竭时患儿出现的心律失常主要为室性期前收缩、室性心动过速等室性心律失常。此处需特别提出的是,因多种抗心律失常的药物在本身的应用中即可造成心律失常的出现,因此在心力衰竭导致的心律失常时应慎重用药。现公认胺碘酮为相对较安全、有效的抗心律失常药物,宜小量应用,常用初始剂量为$5～10mg/(kg \cdot d)$,分3次口服,4～8次后,病情好转后可改为$5～6mg/(kg \cdot d)$继续应用。

2.急性左心衰竭的处理

(1)患者取坐位,双下肢下垂床边,以利呼吸.并可减少静脉回流。

(2)吸氧:维持动脉血氧分压在60mmHg以上,严重者可用机械通气。

(3)镇静:静脉或皮下注射吗啡0.1～0.2mg/kg,必要时可间隔2～4h后可重复应用。

(4)利尿:静脉注射强效利尿药,如呋塞米每次 $1\sim2mg/kg$,静脉滴注,可有效减少循环血量,减轻了心脏的负荷。

(5)硝酸甘油:为降低心脏的前、后负荷,尤其是前负荷时,可静脉注射硝酸甘油,剂量为 $1\sim5\mu g/(kg\cdot min)$。

3.其他　同种心脏移植术、基因治疗和心肌细胞移植等,可用于心力衰竭的治疗。

第五章　消化系统疾病

第一节　消化道出血

消化道出血是指由消化道及其他系统疾病致呕血和/或便血。临床表现视其出血量的不同而定，出血量大、速度快，可致出血性休克；若少量慢性出血，则无明显的临床症状，仅有粪隐血阳性，部分患儿可出现慢性贫血的表现。根据出血部位的不同分为上消化道出血和下消化道出血。

一、病因

1.消化道局部病变

（1）食管：胃食管反流和各种病因所致食管炎，门脉高压所致食管下段静脉曲张破裂，食管贲门黏膜撕裂症，食管裂孔疝等。

（2）胃和十二指肠：是消化道出血最常见的部位。各种原因所致胃溃疡或胃炎、十二指肠球炎或溃疡（大多由过量的胃酸和幽门螺杆菌感染所致）、胃肿瘤等。

（3）肠：多发性息肉、肠管畸形、梅克尔憩室、肠套叠，各种肠病，如急性肠炎、克罗恩病（克隆病）、溃疡性结肠炎、急性坏死性小肠结肠炎、直肠息肉、痔、肛裂及脱肛等。

2.感染性因素　各种病原微生物引起的肠道感染（如痢疾、肠伤寒、阿米巴痢疾等）。

3.全身性疾病

（1）血液系统疾病：血管异常，如过敏性紫癜、遗传性出血性毛细血管扩张症；血小板异常，如原发性或继发性血小板减少、血小板功能障碍；凝血因子异常，如先天性或获得性凝血因子缺乏等。

（2）结缔组织病：系统性红斑狼疮，结节性多动脉炎，贝赫切特综合征（白塞病）等。

（3）其他：食物过敏、严重肝病、尿毒症等。

二、分类

1.假性胃肠道出血　可由咽下来自鼻咽部的血液（如鼻出血时）引起。新生儿吞咽的来自母亲的血液也是假性胃肠道出血的原因。进食红色食物（如甜菜根、红凝胶）或某些药物后的呕吐物可类似呕血；进食铁剂、铋剂、黑霉或菠菜后排出的大便可类似黑粪。

2.真性上消化道出血　出血发生于屈氏韧带近端。常见病因包括食管炎、胃部腐蚀性病变、消化性溃疡、Mallory-Weiss综合征（严重呕吐导致食管胃连接处或略低部位一处或多处黏膜撕裂，表现为呕血或黑粪）或食管静脉曲张。

3.真性下消化道出血　出血发生于屈氏韧带远端。轻微出血表现为大便带血丝或排便后出几滴血，多由肛裂或息肉引起。炎症性疾病，如炎症性肠病、感染性结肠炎表现腹泻，粪便中混有血液。严重出血（便血或粪便中有血凝块）的病因包括炎症性肠病、梅克尔憩室、溶血尿毒综合征、过敏性紫癜和感染性结肠炎。

三、临床表现

1.慢性出血　慢性、反复小量出血，可无明显临床表现，但久之可导致患儿贫血、营养不良。粪便外观正常或颜色稍深，隐血试验为阳性。

2.急性出血

（1）呕血：为上消化道出血的主要表现，呕出血为鲜红或咖啡样，主要取决于血在胃内停留时间，时间短则为鲜红，反之则为咖啡样。

（2）便血：可为鲜红色、暗红色、果酱样和柏油样，主要取决于出血部位及血液在胃肠腔内停留的时间，上消化道出血或血液在肠腔停留时间长者表现为暗红色或柏油样，下消化道出血或血液在肠腔停留时间短者为红色，越近肛门出血颜色越鲜红。

（3）发热：根据原发病和出血量多少可出现不同程度发热，感染性疾病所致出血常伴高热，大量出血由于血红蛋白分解吸收常导致低热，少量出血一般不导致发热。

（4）腹痛：肠腔内积血刺激导致肠蠕动增强，引起痉挛性疼痛和腹泻。

（5）氮质血症：大量出血时，血红蛋白分解吸收引起血尿素氮增高；出血导致休克，肾血流减少，肾小球滤过率下降，休克时间过长，导致肾小管坏死等均可导致氮质血症。

(6)失血性休克：出血量＜10％时，无明显的症状和体征；出血量达10％～20％以内时，出现脸色苍白，脉搏增快，肢端发凉，血压下降；20％～25％以内时，出现口渴、尿少，脉搏明显增快，肢端凉，血压下降，脉压差减小；25％～40％时，除上述症状外，出现明显休克症状；＞40％时，除一般休克表现外，还有神志不清，昏迷，无尿，血压测不出，脉压差为零。

四、实验室检查

1.血常规检查　血红蛋白、红细胞计数、血细胞比容均下降，网织红细胞增高。

2.粪常规　粪便呈黑色、暗红或鲜红色，隐血试验阳性。

3.肝、肾功能检查　除原发肝病外，消化道出血时肝功能大多正常。

五、特殊检查

1.内镜检查

(1)胃镜检查：对食管、胃和十二指肠出血的部位、原因和严重程度均有较准确的判断。一般在消化道出血12～48h内进行检查，其阳性率较高，但应掌握适应证。原则上患儿休克得到纠正，生命体征稳定而诊断不确定，需要决定是否手术治疗时应尽早进行胃镜检查，以利做出正确诊断，给予及时合理的治疗，并可预防出血的复发。

(2)小肠镜检查：由于设备的限制，现在小儿小肠镜只能到达屈氏韧带，在一个较有限的范围内检查，真正意义上的小儿全小肠镜检目前尚未开展。胶囊式的电子内镜对全消化道检查，尤其是对小肠的检查填补了传统内镜的不足，有待于普及开展。

(3)肠镜检查：对以便血为主的下消化道出血，采用结肠镜检查可较准确诊断结肠病变，并可针对病变的种类采取相应的内镜下止血治疗，如电凝、激光、微波等。

2.X线检查　必须在患儿病情稳定、出血停止后1～2天进行.钡餐可诊断食管及胃底静脉曲张，胃、十二指肠和小肠疾病。钡灌肠可对直肠及结肠息肉、炎性病变、肠套叠、肿瘤和畸形做出诊断。但诊断的准确率不如内镜，而对消化道畸形的诊断价值较高。空气灌肠对肠套叠有诊断和复位作用。

3.造影　通过选择性血管造影可显示出血的血管，根据情况可栓塞治疗。

4.核素扫描　用放射性^{99m}Tc扫描，可诊断出梅克尔憩室和肠重复畸形；当活动性出血速度＜0.1ml/min者，用硫酸胶体Tc静脉注射能显示出血部位；对活动性出血速度≥0.5ml/min 者,^{99m}Tc 标记红细胞扫描,能较准确标记出消化道出血的部位。

六、判断出血是否停止

如有以下情况要考虑有活动性出血:①反复呕血或鼻胃管洗出血性液体,反复排血便(红色、暗红色、黑色或柏油样便或粪隐血试验阳性);②循环衰竭经有效治疗后未得到明显改善,或好转后又恶化,中心静脉压波动稳定后又下降($<5cmH_2O$);③红细胞计数、血红蛋白、红细胞压积下降,网织红细胞升高;④补液扩容后,尿量正常,但血尿素氮持续增高;⑤内镜、核素扫描、血管造影等检查提示有活动性出血。

七、鉴别诊断

(一)诊断中应注意的问题

1.认定   首先认定是否真正消化道出血;排除食物或药物引起血红色及黑粪,如动物血和其他能使粪便变红的食物、炭粉、含铁剂药物、铋剂。

2.排除消化道以外的出血原因   ①鉴别是呕血还是咯血;②排除口、鼻、咽部出血。

3.估计出血量   根据上述临床表现进行判断(15min 内完成生命体征鉴定)。

4.鉴别出血   部位见表5-1。

表 5-1   上、下消化道出血的鉴别

	既往史	出血先兆	出血方式	便血特点
上消化道出血	可有溃疡病、肝胆病或呕血史	上腹闷胀、疼痛或绞痛,恶心、反胃	呕血伴柏油样便	柏油样便,稠或成形,无血块
下消化道出血	可有下腹疼痛、包块及排便异常或便血史	中下腹不适或下坠、排便感	便血无呕血	暗红或鲜红、稀多不成形,大量出血时可有血块

(二)询问下列关键病史

1.有关疾病史   胃食管反流病、慢性肝病、炎症性肠病、肾功能不全、先天性心脏病、免疫缺陷、凝血障碍等。

2.近期用药史及目前用药   阿司匹林或其他非甾体类抗炎药、类固醇激素、肝毒性药物、能引起食管腐蚀性损伤药物。

3.有关症状   剧烈呕吐或咳嗽、腹痛、发热或皮疹;出血的颜色、稠度、出血部

位及出血时伴随症状。

4.**有关家族史**　遗传性凝血障碍病、消化性溃疡病、炎症性肠病、毛细血管扩张病等。

（三）体格检查应判断以下项目

1.**生命体征**　心率加快是严重失血的敏感指征,低血压和毛细血管充盈时间延长是严重低血容量和休克的表现。

2.**皮肤**　有无苍白、黄疸、淤点、紫癜、皮疹,皮肤血管损伤,肛周皮肤乳头状瘤等。

3.**鼻和咽部**　有无溃疡和活动性出血。

4.**腹部**　腹壁血管、脐部颜色、腹水、肝大、脾大。

5.**其他**　肛裂、痔等。

八、治疗

（一）一般抢救措施

对严重出血或存在低血容量的患儿,要保持呼吸道通畅、维持呼吸和循环功能,给予面罩给氧,建立两条通畅的静脉通道;取血查全血细胞计数、血小板计数、交叉配血、凝血酶原时间(PT)、部分凝血活酶时间(PTT)、肝功能检查,并测定电解质、尿素氮和肌酐。一次血红蛋白或血细胞比容正常不能排除严重出血。治疗可给生理盐水或乳酸盐林格液每次 10ml/kg,静脉输入,至患儿情况稳定。如持续出血应输全血。

置留胃管,可判断出血情况、胃减压、温盐水灌洗,给凝血药物,抽出胃酸和反流入胃的物质。选择胃管时直径要尽可能大,距末端 5cm 处需留置侧孔,以温生理盐水 5ml/kg 洗胃,至少 3 次。勿使用冷盐水,可导致低体温。洗胃时胃内液体不能排空多是胃管阻塞引起,可更换胃管。严密观察生命体征和病情变化,心电、呼吸、血压监测、血气分析、出入量记录(注意尿比重)。

补充血容量,纠正酸碱平衡失调:输液速度和种类应根据中心静脉压和每小时尿量来决定。如已出现低血容量休克,应立即输血。成人一般须维持 PCV >30%,Hb>70g/L,儿科应高于此标准,并根据病情进行成分输血。

（二）饮食管理

休克、胃胀满、恶心患儿禁食;非大量出血者,应尽快进食;有呕血者,一旦呕血停止 12～24h,就可进流食;食管静脉曲张破裂者应禁食,在出血停止 2～3 天后,仅给低蛋白流食为宜。

（三）药物治疗

药物治疗目的是为减少黏膜损伤，提供细胞保护或选择性减少内脏流血。

1.减少内脏流血

（1）垂体后叶加压素：主要用于食管、胃底静脉曲张破裂所致出血。静脉滴注垂体后叶素，能有选择地减少 60%～70% 的内脏血流（主要使肠系膜动脉和肝动脉收缩，减少门静脉和肝动脉的血流量，从而使门脉压降低）。应用剂量为 0.002～$0.005U/(kg \cdot min)$，20min 后如未止血，可增加到 $0.01U/(kg \cdot min)$。体表面积 $1.73m^2$ 时，剂量为 20U 加入 5% 葡萄糖溶液中 10min 内注入，然后按 0.2U/min 加入 5% 葡萄糖溶液维持静脉滴注。如出血持续，可每 1～2h 将剂量加倍，最大量 0.8U/min，维持 12～24h 递减。有些专家推荐成人剂量为 $0.1U/(min \cdot 1.73m^2)$ 增加到 $0.4U/(min \cdot 1.73m^2)$。加压素的不良反应包括液体潴留、低钠血症、高血压、心律失常、心肌和末梢缺血。在成人中加用硝酸甘油可减少心肌缺血的不良反应，儿童患者可参照上述情况使用。

（2）生长抑素及其衍生物：生长抑素能选择性的作用于血管平滑肌，使内脏血流量降低 25%～35%，使门脉血流乃至门脉压力下降。使内脏血管强力收缩而不影响其他系统的血流动力学参数，也不影响循环血压和冠脉张力；对门脉高压患者，生长抑素可以抑制其胰高血糖素的分泌，间接的阻断血管扩张，使内脏血管收缩，血流下降。生长抑素还有其他如抑酸、抑制胃动力及黏膜保护作用。成人临床应用显示合并症明显低于垂体后叶素。

2.止血药

（1）肾上腺素：肾上腺素 4～8mg＋生理盐水 100ml 分次口服，去甲肾上腺素 8mg＋100ml 冷盐水经胃管注入胃内，保留 0.5h 后抽出，可重复多次；将 16mg 去甲肾上腺素加 5% 葡萄糖溶液 500ml 于 5h 内由胃管滴入。

（2）凝血酶：将凝血酶 200U 加生理盐水 10ml 注入胃内保留，每 6～8h 可重复 1 次，此溶液不宜超过 37℃，同时给予制酸药，效果会更好。其他如云南白药、三七糊等均可用于灌注达到止血效果。

（3）巴曲酶（立止血）：本品有凝血酶样作用及类凝血酶样作用，可用 1kU，静脉注射或肌内注射，重症 6h 后可再肌内注射 1kU，后每日 1kU，共 2～3d。

（4）酚磺乙胺（止血敏）：本品能增加血液中血小板数量、聚积性和黏附性，促使血小板释放凝血活性物质，缩短凝血时间，加快血块收缩，增强毛细血管抵抗力，降低毛细血管通透性，减少血液渗出。

3.抗酸药和胃黏膜保护剂　体液和血小板诱导的止血作用只有在 pH 值＞6

时才能发挥,故 H_2 受体拮抗药的应用对控制消化性溃疡出血有效。可用雷尼替丁(静脉内应用推荐剂量 1mg/kg,6~8h 1 次);重症消化性溃疡出血应考虑用奥美拉唑,剂量 0.3~0.7mg/(kg·d),静脉滴注;硫糖铝可保护胃黏膜,剂量 1~4g/d,分 4 次。

4.内镜止血 上消化道出血可用胃镜直视止血。食管和胃底静脉曲张破裂出血,可在胃镜直视下注入硬化剂,使曲张静脉栓塞机化,达到止血和预防再出血;亦可行曲张静脉环扎术以达到上述目的,但技术要求高。胃和十二指肠糜烂、溃疡出血,可根据病情的不同,选择不同的止血方法,如直接喷洒药物、电凝、激光、微波和钳夹止血等方法。结肠、直肠和肛管出血,可用结肠镜止血,有电凝、激光、微波和钳夹止血等方法;如息肉出血,可进行息肉切除。

(四)手术治疗

1.手术适应证

(1)大量出血,经内科治疗仍不能止血,并严重威胁患儿生命。

(2)复发性慢性消化道出血引起的贫血不能控制。

(3)一次出血控制后且诊断明确,有潜在大出血的危险者。

2.手术方式 主要根据不同的病因、出血的部位,选择不同的手术方式。

3.腹腔镜治疗 国外开展腹腔镜进行腹部探察、止血成功,进行小肠重复畸形的治疗。

第二节 消化性溃疡

消化性溃疡又称溃疡病,是指发生于胃和十二指肠的慢性溃疡。典型临床表现为慢性阵发性中上腹疼痛。少数可无明显症状,或以出血、穿孔等并发症的发生作为首发症状。儿童患者临床表现多不典型。本病的病因和发病机制尚不完全清楚,遗传因素、地理环境因素、饮食因素、药物及吸烟等均可能为本病的致病因素。今年的大量研究证明,幽门螺杆菌的慢性感染可能是本病最主要的致病因素之一。治疗应采用以制酸剂为核心的综合性措施。

【诊断依据】

1.临床表现

(1)典型消化性溃疡:长期、反复、周期性发作的上腹部疼痛是其最主要的临床特点,腹痛与进食有明显的相关性而呈一定的节律性特点,十二指肠溃疡疼痛好发于两餐之间,持续不减,直到下次进餐后缓解。胃溃疡疼痛的发生较不规则,常发生在餐后 1h 以内。十二指肠溃疡疼痛多位于中上腹部,或在脐上方偏右处,胃溃疡疼痛常位于剑突下或稍偏左。疼痛范围多较为局限,疼痛一般较轻而能忍受,多为钝痛或饥饿样痛,持续时间较长,进食、服制酸剂、按压或呕吐等可减轻或缓解腹痛。常有唾液分泌过多、反酸、嗳气、恶心、呕吐等症状。体征多不明显,急性发作期上腹部可有局限性轻压痛,一般无明显腹肌紧张;

(2)亚临床型消化溃疡:可无任何临床表现,常因健康体检或其他疾病做胃镜或上消化道造影被发现;或因出现出血或穿孔等并发症时始被发现。

(3)儿童期十二指肠溃疡:常表现为上腹痛,但多不典型,常伴呕吐。甚至仅有呕吐而无腹痛。易发生上消化道出血等并发症。

(4)并发症:①大出血,好发于十二指肠溃疡,尤其球部溃疡。临床表现取决于出血速度和出血量。如出血速度快,出血量大,则表现为呕血和黑便;如出血速度慢而时间长,则仅表现为黑便、粪便潜血阳性或进行性缺铁性贫血。②穿孔,分急性、亚急性及慢性三类。急性穿孔系指溃疡穿透浆膜层而达游离腹腔,出现急性弥漫性腹膜炎表现;亚急性穿孔指后壁穿孔或穿孔较小而只引起局限性腹膜炎表现。

2.辅助检查

(1)纤维内镜检查:是诊断溃疡病最常用而敏感的方法。

(2)上消化道造影:诊断本病的直接征象是龛影,也常表现为局部激惹现象或变形等间接征象。

(3)粪便隐血试验:有助于判断是否合并出血。素食 3d 后粪便隐血试验阳性,提示活动性溃疡。积极治疗 1～2 周后多可转阴。

【治疗】

1.一般治疗　活动期症状较重时,应卧床休息数日。进食要规律定时,避免急食和过饱,尽可能"细嚼慢咽",餐间避免零食,睡前不宜进食。急性活动期以少量多餐为宜。

2.药物治疗　常用的方案联合应用制酸剂、胃黏膜保护剂及抗幽门螺杆菌类药物。对于部分治疗困难的病例制酸剂可选用细胞膜质子泵抑制剂。

(1)碱性药物:包括碳酸氢钠、氧化镁、碳酸钙、氢氧化铝较为常用,多用凝胶制剂,也可选用复方制剂,如乐得胃。

(2)H_2 受体阻滞药:是本病治疗最有效的制酸剂之一。常用的有:①西咪替丁(甲氰咪胍),剂量每日 10～15mg/kg,分 2～4 次口服;②雷尼替丁(呋喃硝胺),抑制胃酸分泌作用增强,作用持续 12h。用法是每日 3～5mg/kg,分 2 次给予;③法莫替丁,抑制胃酸分泌效能更强,常用剂量为每日 0.9mg/kg,睡前 1 次口服。本类药物的疗程一般为 4～8 周,根据病情可适当给予维持量,维持量一般为治疗量的 1/2。

(3)硫糖铝:用法是每日 10～25mg/kg,分 3 或 4 次,饭前 1h 及睡前服用。

(4)奥美拉唑(洛赛克):系一新型制酸剂,通过抑制壁细胞 H^+-K^+-ATP 酶质子泵而抑制胃酸分泌,制酸效果远高于 H_2 受体阻滞药。学龄儿童常用剂量每日 20mg,疗程 2～4 周。

(5)抗胆碱能药:能阻断迷走神经节后纤维乙酰胆碱的释放,减少空腹及夜间胃酸分泌,解除平滑肌和血管痉挛,延缓胃排空。适用于十二指肠溃疡。与 H_2 受体拮抗药合用,可相互加强疗效。常用的有颠茄、溴丙胺太林(普鲁本辛)、甲溴阿托品等,于餐前 1h 及睡前口服。

(6)抗幽门螺杆菌类药物:常用药物及用法:①三钾双枸橼酸铋,目前应用较多,每次 6～8mg/(kg·d),三餐前及睡前各服 1 次;②呋喃唑酮(痢特灵),每日5～10mg/kg,分 3 次口服;③阿莫西林(羟氨苄青霉素)每日 50～100mg/kg,分 3 或 4 次口服,疗程一般为 2～4 周;④甲硝唑,每次 25～30mg/(kg·d),每日 3 或 4 次;⑤奥美拉唑,也能有效地抑制幽门螺杆菌,每日 0.6～0.8mg/kg 顿服。

3.其他治疗　有严重并发症者可采用手术治疗,儿童溃疡病很少需手术,偶有伴发急性穿孔或大出血而须行手术治疗。

第三节　急性肝功能衰竭

急性肝功能衰竭(AHF)是由多种原因引起的急性、大量肝细胞坏死,或肝细胞内细胞器严重功能障碍,致短期内进展至肝性脑病的一种综合征。AHF 不仅是肝脏本身器官的严重病变,同时机体可发生肝性脑病、微循环障碍、内毒素血症、凝血功能障碍、肾功能衰竭等多方面的病理生理变化,具有病情危重、发展迅速、病死率高等特点,对本病加强监护、早期诊治、控制病情变化、积极防治并发症,是提高存活率的关键。

一、诊断

(一)病史

小儿 AHF 常见的病因有:①病毒感染,如甲型、乙型、丙型、丁型和戊型肝炎病毒引起的重症肝炎。其他病毒有单纯疱疹病毒、巨细胞病毒、柯萨奇病毒等。②中毒,包括对乙酰氨基酚(扑热息痛)、异烟肼、利福平、四环素等药物,毒蕈等食物,以及四氯化碳等化学物质中毒。③代谢异常,如肝豆状核变性、半乳糖血症、酪氨酸血症、IV型糖原贮积症等。④肝缺血缺氧,如急性循环衰竭、败血症引起休克等。⑤其他,如 Reye 综合征等。

(二)临床表现

1.黄疸　黄疸出现后于短期内进行性加深是一特点,但 AHF 发生于 Reye 综合征时,则大多无黄疸存在。

2.消化道症状　如食欲低下,频繁恶心、呃逆或呕吐,明显腹胀和腹水。

3.精神神经症状　即肝性脑病征象。早期有性格行为异常,短期内可进展为嗜睡、烦躁和谵妄,重者昏迷、抽搐及出现锥体束损害体征。扑翼样震颤是肝性脑病具有的特征性表现之一,但在儿童中不常见到。成人肝性脑病症状分为 4 级,而小儿 AHF 进展极快,故一般根据昏迷出现的情况分为早期肝性脑病、肝性脑病(肝昏迷)及晚期肝性脑病。

4.肝臭与肝脏缩小　肝臭是体内由于含硫氨基酸在肠道经细菌分解生成硫醇,不能被肝脏代谢而从呼气中排出所致。肝脏进行性缩小提示肝细胞已呈广泛溶解坏死。

5.并发症　可有脑水肿、出血,肝肾综合征,低血压、心律失常,低氧血症,肺水肿,低血糖,水、电解质和酸碱紊乱,以及继发性感染等。AHF 时肝外并发症可促进 AHF 的进展,并成为 AHF 的主要致死因素。

(三)辅助检查

1.肝功能检查　血清总胆红素一般在 $171.0\mu mol/L$ 以上,以直接胆红素升高为主。血清转氨酶活性随总胆红素明显升高,病情加重,反而降低,呈现"胆酶分离"现象。

2.血清白蛋白及血胆固醇下降　血尿素氮及肌酐增高,血糖降低或正常,可出现代谢性酸中毒、碱中毒以及低钾、低钠血症等。

3.凝血功能检查　凝血酶原时间延长,凝血酶原活动度<40%,血浆纤维蛋白原降低等。

4.血氨增高　但较成人少见。

5.病原学检查　如检测血清病毒性肝炎相关抗原或抗体,有助于病毒性肝炎的病因诊断。

6.B 型超声检查　可监测肝、脾:胆囊、胆管等器官大小及有无腹水等。

7.CT 检查　可观察肝脏的大小改变。

二、治疗

治疗原则:维持重要器官功能直至肝再生;维持营养,抑制肝细胞坏死和促进肝细胞再生;防治脑水肿、出血等各种并发症。

(一)支持疗法

注意绝对卧床休息。AHF 患儿必须限制脂肪摄入、减少蛋白质供给,但又得提供足够的热量,一般为每日提供热量为 125.5～167.4kJ/kg(30～40kcal/kg)。饮食可给予米汤或藕粉等碳水化合物。昏迷者鼻饲高渗葡萄糖液,或静脉滴注 10%～15%葡萄糖液。对于难以通过胃肠道提供足够热量者,可采取全胃肠外营养。同时适量给予维生素,如维生素 B 族、维生素 C、维生素 K 等。酌情每日或隔日静脉滴注新鲜血、血浆及白蛋白,不仅可补充白蛋白,促进肝细胞再生,还可提高免疫功能,防止继发感染的发生。

(二)促进肝细胞再生

1.促肝细胞生长素　本品是从新鲜乳猪肝脏中提取的一种小分子量多肽物质,其作用机制为:刺激肝细胞 DNA 合成,促进肝细胞再生;保护肝细胞膜;增强肝脏细胞功能,提高清除内毒素的能力;抑制肿瘤坏死因子(TNF)活性的诱生;对 T 细胞及自然杀伤细胞有免疫促进作用;抗肝纤维化。目前国内已广泛推广应用,用法:20～100μg 加入 10%葡萄糖液 100～200ml 静脉滴注,每日 1 次,疗程视病情而定,一般为 1 个月。

2.胰高血糖素-胰岛素　两者共同作用是防止肝细胞继续坏死和促进肝细胞再生,并有改善高血氨症和降低芳香氨基酸的作用。用法:胰高血糖素 0.2～0.8mg,胰岛素 2～8U,加入 10%葡萄糖液 100～200ml 中静脉滴注,每日 1～2 次(亦可按 4g 葡萄糖给予 1U 胰岛素,0.1mg 胰高血糖素计算),疗程一般为 10～14 天。

3.人血白蛋白或血浆　AHF 肝脏合成白蛋白的功能发生障碍,输入白蛋白,能促进肝细胞再生,并能提高血浆胶体渗透压,纠正低蛋白血症,防止或减轻腹水与脑水肿,还可结合未结合的胆红素,减轻高胆红素血症。输入新鲜血浆能提高血清调理素水平,调节微循环,补充凝血因子,促进肝细胞再生。用法:白蛋白每次 0.5～1.0g/kg,血浆每次 50～100ml,两者交替输入,每日或隔日 1 次。

(三)改善微循环

1.前列腺素　可抑制血栓素合成,扩张血管,抑制血小板聚集,改善微循环,增加肝血流量;还可抑制 TNF 释放,保护肝细胞膜及细胞器,防止肝细胞坏死。用法:50～150μg 溶于 10%葡萄糖液 100～200ml 中缓慢静脉滴注,每日 1 次,疗程

2周。

2.山莨菪碱(654-2) 能阻滞 α、M 受体,兴奋 β 受体,调节 cAMP/cGMP 比值而调整免疫功能,解除平滑肌痉挛,扩张微血管,改善微循环,从而减轻肝缺血及免疫损伤,阻滞肝细胞坏死。用法:每次 0.5～1.0mg/kg,静脉注射,每日 2 次,7～21天为 1 个疗程。

(四)并发症的处理

1.防治肝性脑病

(1)饮食:食物中的蛋白质是肠道细菌产氨及其他含氮毒物的主要来源,蛋白质在肠道中经细菌分解产生氨和其他含氮毒物,从而诱发和加重肝性脑病,故宜限制饮食中蛋白质摄入量。

(2)清洁肠道以减少氨的产生和吸收:①口服新霉素、头孢菌素类抗生素或甲硝唑抑制肠道内细菌,以减少氨的产生;②应用生理盐水做清洁灌肠,然后用食醋15～20ml 加生理盐水 50～100ml 保留灌肠,使肠道保持酸性环境,从而减少氨的吸入;③应用乳果糖 1～1.5g/(kg·d),分 3 次口服或鼻饲,也可配成液体保留灌肠,乳果糖在小肠内不吸收,至结肠经细菌作用分解为乳酸和醋酸,使肠道酸化以阻碍氨的吸收,并能抑制肠道某些细菌,而减少蛋白质分解。

(3)降低血氨:过去常用谷氨酸钠、谷氨酸钾、精氨酸等去氨药物,但精氨酸对严重肝功能障碍者效果并不明显,已较少应用。目前常用 10%的门冬氨酸钾镁溶液 10～20ml,加入葡萄糖液中静脉滴注,每日 1～2 次。该药在鸟氨酸循环中与氨结合形成天冬酰胺,转运至肾脏进行脱氨,此降氨作用较谷氨酸等为优。

(4)调整氨基酸代谢失衡:血浆和脑脊液中支链氨基酸减少与芳香族氨基酸增加,是肝性脑病的发病因素之一。现今临床常用六合氨基酸 50～100ml/d,可用10%葡萄糖液 50～100ml 稀释后缓慢静脉滴注,每日 1～2 次,疗程 14～21d。

(5)恢复正常神经传导介质:在肝性脑病时,可能是因神经系统的神经传导介质多巴胺的缺少所致,而应用左旋多巴可通过血脑屏障进入脑内,经多巴胺脱羧作用形成多巴胺,可取代羟苯乙醇胺等假性神经传导介质,对肝昏迷有较好疗效。用法:左旋多巴口服或鼻饲剂量为每次 0.125～0.5g,每日 3～4 次;静脉剂量为每次5～10mg/kg,每日 1～2 次,加入葡萄糖液中滴注。

(6)其他:近有氟马西尼、苯甲酸钠、苯乙酸钠、醋酸锌等应用于肝性脑病的治疗,需待进一步积累临床经验。

2.防治脑水肿

应严格限制输入液量,维持体内水的负平衡。有脑水肿时,应及时采用高渗脱水剂降低颅内压,如 20%甘露醇静脉推注,每次 1～2g/kg,4～6h

1次。

3.防治出血

(1)补充凝血物质,可输入新鲜血及血浆,应用维生素 K110mg 肌内注射或静脉滴注、每日 1～2 次。

(2)DIC 的治疗:有 DIC 时应及早予以肝素抗凝治疗,每次采用 125U/kg,每日 1～2 次,直至出血被控制。近年来认识到肝素的抗凝作用需要血浆辅助因子抗凝血酶Ⅲ(AT-Ⅲ)的参与。AHF 时,AT-Ⅲ往往缺乏,因此应用肝素时,主张同时应用 AT-Ⅲ,剂量为 30U/(kg·d)静脉输入。

(3)对症止血:如消化道出血者可应用奥美拉唑、凝血酶、奥曲肽等针对性治疗。

4.防治肾功能衰竭　应去除低血钾、出血、感染等诱因,防止血容量不足,避免应用肾毒性药物。一旦发生急性肾功能衰竭,则应严格控制液体入量,酌情考虑血液透析或腹膜透析治疗。

5.控制感染　AHF 患儿由于免疫功能低下,极易继发各种感染,除严密隔离、室内定时消毒外,发现感染征象时,应早期选用抗生素治疗,应避免使用损害肝、肾的抗生素,一般多采用青霉素类、头孢菌素类、氟喹诺酮类。但头孢哌酮可干扰肝脏凝血酶原合成,可加重出血倾向,故不宜采用。真菌感染可因霉菌种类和感染部位不同,选用制霉菌素、氟胞嘧啶和氟康唑等。

6.纠正水、电解质及酸碱失衡　AHF 患儿每日进液量以体表面积计算应控制在 1200ml/m²。有脑水肿时,最好使患儿处于轻度脱水状态,并根据肾功能和周围循环状况予以调整,患儿体内血醛固酮由于不能补肝脏代谢而升高,有时抗利尿激素也增高,加上患儿伴低蛋白血症,因此常有水潴留、低钠血症。低钠血症的治疗主要采取限制水的摄入,如每日给水限制在 800～1000ml/m²,直至血钠维持在 130mmol/L 以上。如血钠低于 120mmol/L,出现神志障碍、惊厥时,可用 3％氯化钠 6～12ml/kg 静脉注射 1 次,以提高血钠 5～10mmol/L。开始治疗时还应补钾,因为 AHF 时,体内产生醛固酮增加,且肝细胞坏死,钾丢失较多,但要注意肾功能情况,当并发肾功能衰竭时,反而会形成高钾血症。

AHF 早期,常因呼吸中枢受刺激而发生通气过度,引起呼吸性碱中毒,一般不需特殊处理。低氯、低钾等亦可致代谢性碱中毒,此时体内产氨增多,并使氨易于进入脑内,使肝昏迷加重,治疗时除注意钾、氯的补充,可采用精氨酸治疗。AHF 晚期亦可发生代谢性酸中毒,主要由于糖代谢紊乱引起高乳酸血症所致。治疗上可给予小量胰岛素,每次 2～4U,同输入 5％～10％葡萄糖液,常可收效。

（五）其他治疗

1.人工肝支持系统（ALSS） 应用 ALSS,旨在清除血中毒性物质,争取延长其生存时间,让残存的肝细胞迅速再生,逐渐代偿丧失的肝功能,最终达到恢复。目前 ALSS 有血液透析、血液灌流、离体肝灌流、血浆分离、全身清洗疗法等几种方法,但由于 AHF 的发病机制很复杂,ALSS 与理想的人工肝还存在很大的差距,并且其方法和设备复杂,国内目前尚难开展。

2.肝脏移植 适应证为:①年龄<11 岁;②重症的乙型肝炎、非甲非乙型肝炎,或药物性肝炎;③肝性脑病深度昏迷>7 天;④血清总胆红素>300μmol/L;⑤凝血酶原时间>50s。有以上 5 项中的 3 项者,或凝血酶原时间>100s 者,无论其肝昏迷程度如何,均适应做肝移植。我国因经济和技术等方面限制,小儿肝移植应积极创造条件开展。

第四节 肝硬化

【概述】

肝硬化,是多种病因所引起的肝脏弥漫性纤维化,伴结节形成,肝脏正常组织结构消失,质地变硬。本症治疗多无特异性方法,以祛除病因及一般治疗为主,尽量保护肝脏功能,同时应积极治疗并发症。

【诊断依据】

1.病史 有引起肝硬化的原发病史,如病毒性肝炎、肝豆状核变性、先天性肝胆系统发育异常等。

2.临床表现 常见恶心、呕吐或腹泻,可见营养性贫血,亦可引起生长发育障碍。早期常有黄疸,一般为轻至中度。半数以上患儿肝大。一般均有脾大,质地较硬。常见腹水,一般呈漏出性液体,合并腹膜炎时为渗出性。出现并发症时有相应表现,如上消化道出血时有呕血或黑便。易于继发感染,主要有肺炎、败血症、化脓性腹膜炎及泌尿系感染等。部分患儿有肝性脑病。少数可继发门静脉血栓形成。

3.辅助检查

(1)肝功能测定:血清转氨酶及胆红素可正常或升高,白蛋白降低,球蛋白升高,胆固醇降低,甲胎蛋白及单胺氧化酶升高。

(2)腹部超声波检查:腹部 B 型超声波检查可见肝脏表面不光滑,内部结构紊乱,可见条索状异常回声,提示纤维组织增生。

(3)食管钡餐造影:可见食管静脉曲张,并可判断其严重程度。

【治疗】

1.一般治疗 如肝功能损害明显,尤其是有肝性脑病潜在危险者,应限制蛋白质及脂肪摄入,补充足量的维生素。在肝功能代偿期适当减少活动,肝功能失代偿时需卧床休息。尽量少用药物,尤其是对肝脏有损害的药物。

2.病因治疗 对于有明确病因者应尽可能给予针对性处理,祛除病因并给予综合治疗,仍有恢复可能。

3.药物治疗 保肝药可适量应用,不宜过多,常用葡醛内酯(肝泰乐),每次0.1~0.2g,每日 3 次。应补充维生素类,如维生素 C 及复合维生素 B。有出血者给予维生素 K。

4.其他治疗 腹水明显者应尽量限制钠盐及液体入量,补充血浆蛋白,应用利尿药等。

第五节 急性腹泻

急性腹泻是一组由多病原、多因素引起的以大便次数增多和大便性状改变为特点的消化道综合征,是我国婴幼儿最常见的疾病之一,其中以小儿急性腹泻病最为常见。急性腹泻病起病急,大便每天 3 次或 3 次以上,或次数比平时增多,呈稀便、水样便、黏液便或脓血便,病程不超过 2 周。

一、临床表现

1.腹泻的共同临床表现

(1)轻型:常由饮食因素及肠道外感染引起。起病可急可缓,以胃肠道症状为主,食欲缺乏,偶有溢乳或呕吐,大便次数增多,但每次大便量不多,稀薄或带水,呈黄色或黄绿色,有酸味,常见白色或黄白色奶瓣和泡沫。无脱水及全身中毒症状,多在数日内痊愈。

(2)重型:多由肠道内感染引起。常急性起病,也可由轻型逐渐加重、转变而来,除有较重的胃肠道症状外,还有较明显的脱水、电解质紊乱和全身感染中毒症状,如发热、精神烦躁或萎靡、嗜睡,甚至昏迷、休克。①胃肠道症状:食欲不振,常有呕吐,严重者可吐咖啡色液体;腹泻频繁,大便每日十余次至数十次,多为黄色水样或蛋花汤样便,含有少量黏液,少数患儿也可有少量血便。②水、电解质及酸碱平衡紊乱:由于吐泻丢失体液和摄入量不足,使体液总量尤其是细胞外液量减少,导致不同程度(轻、中、重)脱水。由于腹泻患儿丧失的水和电解质的比例不尽相同,可造成等渗、低渗或高渗性脱水,以前两者多见。出现眼窝、囟门凹陷,尿少泪少,皮肤黏膜干燥、弹性下降,甚至血容量不足引起末梢循环的改变,如四肢末梢发凉、发花、毛细血管再充盈时间延长>2s。

急性腹泻患儿易合并代谢性酸中毒的原因:①腹泻丢失大量碱性物质;②进食少,肠吸收不良,热卡不足使机体得不到正常能量供应导致脂肪分解增加,产生大量酮体;③脱水时血容量减少,血液浓缩使血流缓慢,组织缺氧导致无氧酵解增多而使乳酸堆积;④脱水使肾血流量亦不足,其排酸、保钠功能低下使酸性代谢产物滞留体内。患儿可出现精神不振、口唇樱红、呼吸深大、呼出气有丙酮味等症状,但小婴儿症状可以很不典型。

低钾血症也很常见:其发生原因有:①胃肠液中含钾较多,呕吐和腹泻丢失大量钾盐;②进食少,钾的摄入量不足;③肾脏保钾功能比保钠差,缺钾时仍有一定量钾继续排出,所以腹泻病时常有体内缺钾。但在脱水未纠正前,由于血液浓缩、酸中毒时钾由细胞内向细胞外转移、尿少而致钾排出量减少等原因,体内钾总量虽然减少,但血清钾多数正常。随着脱水、酸中毒被纠正、排尿后钾排出增加、大便继续失钾以及输入葡萄糖合成糖原时使钾从细胞外进入细胞内等因素使血钾迅速下降,出现不同程度的缺钾症状,如精神不振、无力、腹胀、心律紊乱、碱中毒等。

低钙血症和低镁血症亦不少见:腹泻患儿进食少,吸收不良,从大便丢失钙、镁,可使体内钙、镁减少,活动性佝偻病和营养不良患儿中更多见。但是脱水、酸中毒时由于血液浓缩、离子钙增多等原因,不出现低血钙的症状,待脱水、酸中毒纠正后则出现低钙症状(手足搐搦和惊厥)。

极少数久泻和营养不良患儿输液后出现震颤、抽搐,用钙治疗无效时应考虑有低镁血症可能。

2.几种常见类型腹泻的临床特点

(1)轮状病毒肠炎:是秋、冬季婴幼儿腹泻最常见的病原,故曾被称为秋季腹泻。呈散发或小流行,经粪-口传播,也可通过气溶胶形式经呼吸道感染而致病。潜伏期1~3天,多发生在6~24个月婴幼儿,4岁以上者少见。起病急,常伴发热和上呼吸道感染症状,无明显感染中毒症状。病初1~2天常发生呕吐,随后出现腹泻;大便次数多、量多、水分多,黄色水样或蛋花汤样便带少量黏液,无腥臭味。常并发脱水、酸中毒及电解质紊乱。近年报道,轮状病毒感染亦可侵犯多个脏器,可产生神经系统症状,如惊厥等;有的患儿表现为血清心肌酶谱异常,提示心肌受累。本病为自限性疾病,数日后呕吐渐停,腹泻减轻,不喂乳类的患儿恢复更快,自然病程约3~8天,少数较长。大便显微镜检查偶有少量白细胞,感染后1~3天即有大量病毒自大便中排出,最长可达 6 天。血清抗体一般在感染后 3 周上升。病毒较难分离,有条件可直接用电镜检测病毒,或用 ELISA 法检测病毒抗原和抗体,或 PCR 及核酸探针技术检测病毒抗原。

(2)诺沃克病毒性肠炎:主要发病季节为 9 月至次年 4 月,多见于年长儿和成人。潜伏期 1～2 天,起病急慢不一。可有发热、呼吸道症状。腹泻和呕吐轻重不等,大便量中等,为稀便或水样便,伴有腹痛。病情重者体温较高,伴有乏力、头痛、肌肉痛等。本病为自限性疾病,症状持续 1～3 天。粪便及周围血象检查一般无特殊发现。

(3)产毒性细菌引起的肠炎:多发生在夏季。潜伏期 1～2 天,起病较急。轻症仅大便次数稍增,性状轻微改变;重症腹泻频繁,量多,呈水样或蛋花汤样混有黏液,镜检无白细胞。伴呕吐,常发生脱水、电解质和酸碱平衡紊乱。自限性疾病,自然病程 3～7 天,亦可较长。

(4)侵袭性细菌(包括侵袭性大肠杆菌、空肠弯曲菌、耶尔森菌、鼠伤寒杆菌等)引起的肠炎:全年均可发病,多见于夏季。潜伏期长短不等。常引起志贺杆菌性痢疾样病变。起病急,高热甚至可以发生热惊厥。腹泻频繁,大便呈黏液状,带脓血,有腥臭味。常伴恶心、呕吐、腹痛和里急后重,可出现严重的中毒症状如高热、意识改变,甚至感染性休克。大便显微镜检查有大量白细胞及数量不等的红细胞。粪便细菌培养可找到相应的致病菌。其中空肠弯曲菌常侵犯空肠和回肠,且有脓血便,腹痛甚剧烈,易误诊为阑尾炎,亦可并发严重的小肠结肠炎、败血症、肺炎、脑膜炎、心内膜炎和心包炎等。另有研究表明吉兰-巴雷(格林-巴利)综合征与空肠弯曲菌感染有关。耶尔森菌小肠结肠炎,多发生在冬季和早春,可引起淋巴结肿大,亦可产生肠系膜淋巴结炎,症状可与阑尾炎相似,也可引起咽痛和颈淋巴结炎。鼠伤寒沙门菌小肠结肠炎,有胃肠炎型和败血症型,新生儿和<1 岁婴儿尤易感染,新生儿多为败血症型,常引起暴发流行,可排深绿色黏液脓便或白色胶冻样便。

(5)出血性大肠杆菌肠炎:大便次数增多,开始为黄色水样便,后转为血水便,有特殊臭味。粪便显微镜检查有大量红细胞,常无白细胞。伴腹痛,个别病例可伴发溶血尿毒综合征和血小板减少性紫癜。

(6)抗生素诱发的肠炎:①金黄色葡萄球菌肠炎,多继发于使用大量抗生素后,病程与症状常与菌群失调的程度有关,有时继发于慢性疾病的基础上。表现为发热、呕吐、腹泻、不同程度中毒症状、脱水和电解质紊乱,甚至发生休克。典型大便为暗绿色,量多带黏液,少数为血便。大便显微镜检查有大量脓细胞和成簇的革兰阳性球菌,培养有葡萄球菌生长,凝固酶阳性。②伪膜性小肠结肠炎,由难辨梭状芽胞杆菌引起。除万古霉素和胃肠道外用的氨基糖苷类抗生素外,几乎各种抗生素均可诱发本病。可在用药 1 周内或迟至停药后 4～6 周发病。亦见于外科手术后或患有肠梗阻、肠套叠、巨结肠等病的体弱患者。此菌大量繁殖,产生毒素 A(肠毒素)和毒素 B(细胞毒素)致病。表现为腹泻,轻症大便每日数次,停用抗生素后很快痊愈;重症频泻,黄绿色水样便,可有假膜排出,为坏死毒素致肠黏膜坏死所形成的假膜。黏膜下出血可引起粪便带血,可出现脱水、电解质紊乱和酸中毒,伴有腹痛、腹胀和全身中毒症状,甚至发生休克。对可疑病例可行结肠镜检查。大便厌氧菌培养、组织培养法检测细胞毒素可协助确诊。③真菌性肠炎,多为白色念珠菌所致,2 岁以下婴儿多见。常并发于其他感染或肠道菌群失调时。病程迁延,常伴鹅口疮。大便次数增多,黄色稀便,泡沫较多带黏液,有时可见豆腐渣样细块(菌落)。大便显微镜检查有真菌孢子和菌丝,如芽胞数量不多,应进一步以沙氏培养基作真菌培养确诊。

二、诊断

根据发病季节、病史(包括喂养史和流行病学资料)、临床表现和粪便性状可以作出临床诊断。必须判定有无脱水(程度和性质)、电解质紊乱和酸碱失衡。

三、治疗

腹泻病的治疗原则:预防脱水、纠正脱水、继续饮食、合理用药。

1.饮食疗法　腹泻时进食和吸收减少,而肠黏膜损伤的恢复,发热时代谢旺盛,侵袭性肠炎丢失蛋白等因素使得营养需要量增加,如限制饮食过严或禁食过久常造成营养不良,并发酸中毒,以致病情迁延不愈影响生长发育。故应强调继续饮食,满足生理需要,补充疾病消耗,以缩短腹泻后的康复时间。有严重呕吐者可暂时禁食 4～6h(不禁水),好转后继续喂食,由少到多,由稀到稠。病毒性肠炎多有继发性双糖酶(主要是乳糖酶)缺乏,对疑似病例可暂停乳类喂养,改为豆奶、发酵奶或免乳糖配方奶粉以减轻腹泻,缩短病程。腹泻停止后逐渐恢复营养丰富的饮食,并每日加餐 1 次,共 2 周。

2.纠正水、电解质紊乱及酸碱失衡

(1)口服补液:口服补液盐(ORS)可用于腹泻时预防脱水及纠正轻、中度脱水。轻度脱水口服液量约 50～80ml/kg,中度脱水约 80～100ml/kg,于 8～12h 内将累积损失量补足。脱水纠正后,可将 ORS 用等量水稀释按病情需要随意口服。新生儿和有明显呕吐、腹胀、休克、心肾功能不全或其他严重并发症的患儿不宜采用口服补液。

(2)静脉补液:适用于中度以上脱水、吐泻严重或腹胀的患儿。输用溶液的成分、量和滴注持续时间必须根据不同的脱水程度和性质决定,同时要注意个体化,结合年龄、营养状况、自身调节功能而灵活掌握。第 1 天补液:①总量,包括补充累积损失量、继续损失量和生理需要量,一般轻度脱水为 90～120ml/kg、中度脱水为 120～150ml/kg、重度脱水为 150～180ml/kg,对少数合并营养不良,肺炎,心、肾功能不全的患儿应根据具体病情分别做较详细的计算。②溶液种类,溶液中电解质溶液与非电解质溶液的比例应根据脱水性质(等渗性、低渗性、高渗性)分别选用,一般等渗性脱水用 1/2 张含钠液,低渗性脱水用 2/3 张含钠液,高渗性脱水用 1/3 张含钠液。若临床判断脱水性质有困难时,可先按等渗性脱水处理。③输液速度,主要取决于脱水程度和继续损失的量和速度,对重度脱水有明显周围循环障碍者应先快速扩容,先给 20ml/kg 等渗含钠液,30～60min 内快速输入。累积损失量(扣除扩容液量)一般在 8～12h 内补完,约每小时 8～10ml/kg。脱水纠正后,补充继续损失量和生理需要量时速度宜减慢,于 12～16h 内补完,约每小时 5ml/kg。若吐泻缓解,可酌情减少补液量或改为口服补液。④纠正酸中毒,因输入的混合溶液中已含有一部分碱性溶液,输液后循环和肾功能改善,酸中毒即可纠正。也可根据临床症状结合血气测定结果,另加碱性液纠正。对重度酸中毒可用 1.4%碳酸氢钠扩容,兼有扩充血容量及纠正酸中毒的作用。⑤纠正低血钾,有尿或来院前 6h 内有尿即应及时补钾;浓度不应超过 0.3%;每日静脉补钾时间,不应少于 8h;切忌将钾盐静脉推入,否则导致高钾血症,危及生命。细胞内的钾浓度恢复正常要有一个过程,因此纠正低钾血症需要有一定时间,一般静脉补钾要持续 4～6 天。能口服时可改为口服补充。⑥纠正低血钙、低血镁:出现低钙症状时可用 10%葡萄糖酸钙(每次 1～2ml/kg,最大量≤10ml)加葡萄糖稀释后静脉注射。低血镁者用 25%硫酸镁按每次 0.2ml/kg 深部肌内注射,每 6h 1 次,每日 3～4 次,症状缓解后停用。

第 2 天及以后的补液:经第 1 天补液后,脱水和电解质紊乱已基本纠正,第 2 天及以后主要是补充继续损失量(防止发生新的累积损失)和生理需要量,继续补钾,供给热量。一般可改为口服补液。若腹泻仍频繁或口服量不足者,仍需静脉补液。补液量需根据吐泻和进食情况估算,并供给足够的生理需要量,用 1/3～1/5 张含钠液补充。继续损失量按"丢多少补多少""随时丢随时补"的原则,用 1/2～1/3 张含钠溶液补充。将这两部分相加于 12～24h 内均匀静脉滴注。仍要注意继续补钾和纠正酸中毒的问题。

3.药物治疗

(1)控制感染:①水样便腹泻患者(约占70%)多为病毒及非侵袭性细菌所致,一般不用抗生素,应合理使用液体疗法,选用微生态制剂和黏膜保护剂。如伴有明显中毒症状不能用脱水解释者,尤其是对重症患儿、新生儿、小婴儿和衰弱患儿(免疫功能低下)应选用抗生素治疗。②黏液、脓血便患者(约占30%)多为侵袭性细菌感染,应根据临床特点,针对病原经验性选用抗菌药物,再根据大便细菌培养和药敏试验结果进行调整。大肠杆菌、空肠弯曲菌、耶尔森菌、鼠伤寒沙门菌所致感染常选用抗革兰阴性杆菌抗生素,如头孢菌素。金黄色葡萄球菌肠炎、假膜性肠炎、真菌性肠炎应立即停用原使用的抗生素,根据症状可选用新青霉素、万古霉素、利福平、甲硝唑或抗真菌药物治疗。

(2)肠道微生态疗法:有助于恢复肠道正常菌群的生态平衡,抑制病原菌定植和侵袭,控制腹泻。常用双歧杆菌、嗜酸乳杆菌、粪链球菌、需氧芽胞杆菌、蜡样芽胞杆菌等制剂。

(3)肠黏膜保护剂:能吸附病原体和毒素,维持肠细胞的吸收和分泌功能,与肠道黏液糖蛋白相互作用可增强其屏障功能,阻止病原微生物的攻击,如蒙脱石散。

(4)避免用止泻剂,如洛哌丁醇,因为它有抑制胃肠动力的作用,增加细菌繁殖和毒素的吸收,对于感染性腹泻有时是很危险的。

(5)补锌治疗:世界卫生组织(WHO)/联合国儿童基金会最近建议,对于急性腹泻患儿(>6个月),应每日给予元素锌20mg,疗程10~14天,6个月以下婴儿每日10mg,可缩短病程。锌有以下作用:有利于缩短病程、能减轻疾病严重程度、能防止腹泻愈后复发、改善食欲、促进生长。

第六节　急性胰腺炎

急性胰腺炎可发生在任何年龄,在小儿为相对少见病,其相关诱因、临床表现、诊断与治疗与成人不尽相同,发生原因也多种多样,病程最初常易被忽视或误诊。但除发生严重的多脏器功能衰竭外,绝大多数儿童急性胰腺炎预后十分良好。

一、临床表现

儿童急性胰腺炎的临床表现往往不典型。腹痛是最主要症状,常突然发生,剧痛局限于上腹部向腰、背部放射,呈束带状。进一步可发展到中上腹,脐周以致全腹。持续几小时至几天,进食加重。体检腹部膨隆、腹肌紧张、中上腹压痛反跳痛、可触及痛性包块、腹部体征常与严重症状不相称。个别患儿亦可无腹痛,仅以休克、抽搐症状为主,大部分患儿有肠麻痹,少数有发热,腹水及 Grey-turner 征(腰部瘀斑)。症状不典型给诊断造成一定困难,因此可利用特殊检查以明确诊断。

二、诊断与鉴别诊断

小儿突然发生的上腹剧烈疼痛,排除胆道系统疾病和其他急腹症,应考虑急性胰腺炎。

1.实验室检查

(1)淀粉酶测定:血清淀粉酶一直为诊断胰腺炎筛选指标,小儿正常血清淀粉酶值为 40～150U(Somogyi 法),血清淀粉酶在急性胰腺炎发病 1～2h 后上升,24～48h 达高峰,48h 左右开始下降,持续 3～5 天。如上升至达 300～500U(正常 40～150U)以上对诊断有价值。淀粉酶的测定值愈高,诊断愈准确。尿淀粉酶升高较晚,一般在急性胰腺炎发作 12～24h 开始上升,如超过 250～300U,持续时间较长,有诊断意义。尿、腹水淀粉酶升高。血钙降至 1.75mmol/L(7mg/dl)预后差。

(2)淀粉酶与肌酐廓清率比值的测定:正常情况下肾脏对淀粉酶和肌酐廓清的速度是相互平行的,而急性胰腺炎时肾脏对血清淀粉酶廓清率增加,而肌酐廓清率不变,比值>5 提示急性胰腺炎。其他急腹症一般不升高,对鉴别诊断有实际临床价值。

(3)胰脂肪酶测定:约 80%急性胰腺炎患儿胰脂肪酶可升高,用标准氢氧化钠溶液滴定脂肪酸得出活力单位,正常值为 0.2～1.5U。无特异性,但胰脂肪酶增高时间持续较长。当尿淀粉酶已恢复正常时该测定对急性胰腺炎仍有一定价值。

(4)放射免疫测定离子胰蛋白酶:对早期诊断起决定作用。正常人血清中胰蛋白酶在 50～100pg/ml。一般在发病第 1 天血清胰蛋白酶就升高,第 5 天达到高峰,此法比传统测定淀粉酶的方法要准确且敏感性高。同时配合凝胶过滤法测定激活胰蛋白酶的抑制因子(灭活因子)、α_2 抗胰蛋白酶、α_2 巨球蛋白对于估计病情的严重程度亦有很大意义。

(5)血钙:在急性出血坏死性胰腺炎时可以降低,如低于 1.87mmol/L,预示病情严重。

(6)急性胰腺炎患儿还应检查血常规、尿常规,血清电解质、血糖、肝功能、肾功能、血气分析等。以上指标对判断病情轻重有重要意义。

2.特殊检查　诊断胰腺疾病是个难题,直至 CT、B 型超声和 MRI 的应用,才使诊断有了突破性进展,能直接显示胰腺本身的和邻近器官的解剖结构,因此成为胰腺病变定位和定性诊断准确而安全的检查方法,应该广为应用。

(1)X线检查:横膈抬高,胸腔积液,胰腺钙化,肠管积气;以往仅能通过 X 线征象间接地显示胰腺病变,并无特殊性。随着数字减影血管造影和经内镜作胰胆管造影(ERCP)的应用,提高了诊断水平。ERCP 能全面直接地显示胰腺的整体解剖结构,但方法是侵入性的。

(2)B 超:显示胰腺肿大;逆行胰管造影,了解胰管病变。胰腺的超声检查探查胰腺的大小及与肝脏回声密度的比较对于诊断胰腺炎有很大意义,而回声密度的比较意义更大。超声检查同时还可以发现假性胰腺囊肿、胰腺脓肿、胆总管囊肿、结石等。

(3)CT 及 MRI:CT 为急性胰腺炎确诊及分型的重要依据。增强 CT 检查能发现胰腺坏死、胰管有无狭窄、有无胰腺感染。MRI 是目前损伤较小能确定十二指肠乳头交汇部位病变较好的诊断方法。主要了解胰、胆管和乳头病变,对胰腺有无坏死、感染等判断不如增强 CT 检查。

3.鉴别诊断　临床上需鉴别诊断的疾病主要是胃十二指肠溃疡穿孔、急性胆囊炎、急性肠梗阻等急腹症,经仔细的体检和实验室检查一般不难作出鉴别诊断。

此外应考虑与小儿外科有关的胰腺疾病,如环状胰腺、异位胰腺等。但亦有因遗传、外伤、感染等因素引起的疾病,还有肿瘤问题,虽然发生率较低,均应引起注意,加以鉴别和早期准确诊断。

三、治疗

治疗急性胰腺炎有两大原则。第一,尽量消除任何导致胰腺炎发作的因素,如去除梗阻、中止不必要的药物等。第二,提供支持、严密监护,根据病情选择治疗方案。

1.非手术治疗　在急性胰腺炎发作期绝对禁食,胃肠减压,纠正水、电解质失衡,并需静脉营养支持。抑制胰液分泌药(阿托品、抑肽酶、奥美拉唑),止痛(山莨菪碱、阿托品,哌替啶＞2 岁可用),抗生素宜早期应用,预防和治疗导致胰腺炎发生的感染因素及对急性胰腺炎合并周围组织感染的治疗。对急性胰腺炎的尽早诊断,早期正确治疗可大大减少病死率和手术需要。

2.手术治疗　手术指征为:①诊断不肯定,特别与外科急腹症(如肠梗阻和胃穿孔等)鉴别有困难者,需剖腹探查;②有腹腔内渗出和肠麻痹,内科治疗无好转者可做腹膜后或腹腔引流;③有胰腺脓肿形成应及时做引流排脓;④黄疸加深,合并胆总管结石梗阻和胆道化脓性感染者；⑤重症胰腺炎患儿，病情严重，内科治疗效果差，病死率颇高，所以亦有主张一旦确诊为急性出血坏死性胰腺炎时，即应做手术治疗。手术原则是清除坏死组织，腹腔冲洗，经小网膜囊等处引流，合并有畸形或发育缺陷，应予矫治。

第七节　急性阑尾炎

急性阑尾炎发病率虽较成人低，但仍是小儿外科急腹症中最常见的疾病。新生儿罕见，5岁以后随年龄增长为发病高峰。小儿急性阑尾炎病情发展快，症状不典型，容易误诊和发生穿孔，文献报道高达40％，因而早期诊断和治疗极为重要。

一、临床表现

1.全身反应

（1）精神异常：病变初期多表现为烦躁和哭闹，继而由于炎症和疼痛的刺激引起大脑皮质的抑制可出现精神不振、无力、活动减少、嗜睡等。

（2）发热：婴幼儿一般均有发热，体温可高达39～40℃，少数营养差并发阑尾穿孔腹膜炎的患儿可能出现体温下降，提示病情危重。

2.腹部及消化道症状

（1）腹痛：较大儿童的典型病例，可与成人一样诉说有转移性右下腹痛的病史。初期上腹部有轻度疼痛，逐渐阵发性加重，数小时后炎症累及阑尾壁浆膜时，疼痛由上腹、脐周、转入右下腹阑尾部位。年龄越小，症状愈不典型。婴幼儿仅表现为阵发性哭闹、呻吟、拒食或静卧不动，触摸腹部时哭闹明显，易被误诊。

（2）恶心、呕吐：早期呕吐多是胃肠反射性反应，呕吐物多为食物。较晚期患儿出现呕吐为腹膜炎所致，呕吐物可含胆汁、胃肠液，呕吐量多。婴幼儿阑尾炎时，呕吐往往出现于腹痛前。

（3）腹泻、便秘：小儿阑尾炎常发生稀便或腹泻，这可能与盆腔阑尾炎或盆腔内积脓刺激肠道及直肠，或合并肠炎等因素有关。个别患儿可因发热、呕吐及体液丢失而出现便秘。

3.体征

（1）固定的体位：由于盲肠转动或下垂可加剧疼痛，因此患儿选择某一疼痛最轻的体位很少改变，如侧屈髋位。

（2）腹部体征：①腹部压痛，小儿由于盲肠移动性较大，阑尾位置不固定，有时压痛可在右中腹、脐部附近、下腹中部,穿孔腹膜炎时全腹压痛。②反跳痛,炎症刺激腹膜后可出现反跳痛。③腹肌紧张,阑尾炎症弥漫形成周围炎及腹膜炎时,腹肌反射性收缩引起肌紧张。婴幼儿腹肌发育不完善肌紧张不如年长儿明显。阑尾穿孔腹膜炎可出现全腹性肌紧张。小儿不合作、哭闹可干扰腹肌紧张的检查,因此需分散小儿注意力,反复检查,必要时可使用适量镇静剂待小儿安静后进行检查,以确定腹肌紧张程度。④皮肤过敏,有些阑尾炎早期患儿合并阑尾腔梗阻,右下腹皮肤可出现感觉过敏,蛲虫性阑尾炎患儿更明显,这是内脏、躯干神经相互反射的表现。⑤多数患儿可有腹胀,听诊肠鸣音减弱,年龄越小越明显。⑥阑尾周围出现脓肿时右下腹可扪及包块,较大包块可触及波动感。

(3)其他体征:①直肠指诊可有右前方触痛,甚至可触及肿胀的条索状阑尾;②腰大肌试验,患儿左侧卧位,右髋过伸,腰大肌受到刺激疼痛,盲肠后位阑尾更明显;③闭孔肌试验,患儿仰卧,屈曲并内旋右髋关节后出现右下腹疼痛,是由于较长阑尾尖端刺激闭孔内肌所引起的疼痛;④Rovsing 征在小儿诊断上帮助不大。

4.实验室及其他检查

(1)血常规:白细胞数往往>10×10^9/L,中性粒细胞可高达 0.80 以上。

(2)尿常规:一般无特殊,但有时阑尾炎刺激输尿管或膀胱后尿常规可见少量红细胞和白细胞。

(3)X 线检查:有利于排除肠穿孔、肠梗阻。

(4)B 超:可发现肿大变形的阑尾及阑尾脓肿。

(5)血清 C 反应蛋白(CRP):CRP 增高有助于坏疽及穿孔性阑尾炎的诊断。

二、诊断

根据典型的转移性右下腹痛史及压痛、反跳痛、腹肌紧张体征,结合实验室检查白细胞升高等情况,一般可以做出诊断。婴幼儿或临床表现体征不典型者需反复、耐心、多次检查,有时需根据动态观察结果才能诊断。

在检查时需注意:能说话的患儿要在家属的配合下尽量争取合作,正面回答医生的询问,了解发病的时间,疼痛的性质。检查时注意手和听诊器都不要太凉。观察患儿的精神状态,如精神愉快,嬉笑自然,活动多而灵巧,触诊腹部时压痛位置不固定或不能肯定有肌紧张时不急于手术。

采用对比检查腹部方法:①检查者两手分别按压左、右下腹,并交替加重用力,观察患儿哭闹反应,如重压哭闹明显加剧,则以同样方法按压右上或右下腹进行对比;②患儿母亲握住患儿一手(一般握右手),允许另一手自由活动,/同上述方法交替按左、右下腹,如患儿用自由手抵抗检查右侧按压说明右侧有压痛;③检查者一手重压右下腹痛点,患儿全力抵抗右侧按压之手,检查者另一手乘机按压全腹其他各处,如患儿均置之不理,则可知除右下腹外它处无压痛。为了明确压痛紧张的固定性,检查至少反复三次,第一次常选择在就诊时,第二次在血常规检查后,第三次在初步处理后(处方或收入院)。三次检查中最好有一次检查是在安静或安睡时,必要时可在使用镇静剂后进行检查。睡眠后皮肤痛觉过敏消失,对深压痛与肿块检查较重要。小儿骨盆小,直肠触诊与检查下腹比成人便利,可了解阑尾肿胀浸润的程度与范围。

诊断仍困难时,可考虑腹腔穿刺检查与 X 线检查。右下腹抽出液为血性、臭脓性或涂片有大量的细菌者为坏疽性阑尾炎。脓稀无臭味,有脓球而无细菌者无须急诊手术。穿刺未得渗液时,可注入 50ml 生理盐水再吸出检查。X 线检查对鉴别诊断肠梗阻、坏死性肠炎、胃肠穿孔有帮助。

三、鉴别诊断

1.肠痉挛症性腹痛　病因不明,好发于学龄儿,常突然发生腹痛,呈剧烈绞痛,持续时间不长.多为 10~20min,很少超过 2h。体检腹软,偶有压痛但不固定,也无发热或白细胞数升高。此症发生率比阑尾炎高,不需手术,无须特殊治疗,一般均可自愈,但可反复发作。

2.肠系膜淋巴结炎　多与上呼吸道感染同时存在,腹痛较阑尾炎轻,多无阵发性加重,病程发展较慢,压痛不固定,主要在脐周,无明显腹肌紧张,反复腹部检查可确诊。本症不需手术,因此对鉴别困难、体征较轻的患儿,可暂用抗生素观察治疗数小时。

3.急性胃肠炎　常有不洁生凉饮食史,腹痛呈阵发性、痉挛性,多位于脐周、上腹或下腹,无固定压痛点及腹肌紧张,有腹泻。

4.梅克尔憩室炎　症状体征与阑尾炎相似,如病情允许,可作放射性核素扫描,如显示有异位黏膜的梅克尔憩室影可确诊。鉴别确有困难需手术时应作探查切口,术中如发现阑尾正常,应常规探查末端回肠 100cm 范围,找到憩室后予以切除。

四、治疗

1.治疗原则　阑尾炎诊断明确,尽可能早期手术。但就诊 3 天以上症状无恶化以及家属拒绝手术或其他特殊原因时,可用药物治疗。阑尾脓肿以药物治疗为主。在药物治疗中需密切观察发热、疼痛、压痛范围等是否趋向好转,病情加重应手术引流,并发肠梗阻者引流脓肿后可得到缓解。患儿观察 3 天以上症状稳定好转,显示腹膜炎已局限,双合诊又能摸到浸润块,应避免手术,以免感染扩散。待自然吸收或脓肿形成后再酌情引流或延期进行阑尾切除术。

2.抗生素治疗   常选针对球菌和革兰阴性杆菌及厌氧菌的药物。临床上目前小儿多用青霉素及氨苄西林、头孢类和甲硝唑静脉滴注。如有药敏试验结果则根据药敏情况选用抗生素。

3.手术方法

(1)尽量选麦氏切口:切除阑尾后应清除腹腔脓液,阑尾病变不明显者需探查回肠末端 100cm(防止梅克尔憩室炎被遗漏)及盆腔器官。

(2)放置腹腔引流适应证:①阑尾穿孔、腹腔积脓、坏疽性阑尾炎;②阑尾残端处理不满意而影响愈合者;③切除阑尾或分离阑尾粘连后渗血不止可放置香烟引流或纱布填压引流;④已局限的阑尾脓肿。

4.腹腔镜阑尾切除   小儿腹腔镜阑尾切除术在国内、国外均有大宗病例报道,目前大多医院腹腔镜阑尾切除术已成常规手术。腹腔镜阑尾切除具有创伤小、患儿痛苦少、术后肠功能恢复快、住院时间短、腹部创口瘢痕小等优点。小儿腹腔镜多选用穿刺 Trocar,直径 5～10mm,手术操作时气腹内压保持在 1.07～1.33kPa(8～10mmHg),手术时间在 30min 左右。

第八节   先天性巨肠结

【概述】

先天性巨结肠又称先天性无神经节细胞症,是引起小儿低位肠梗阻最常见的原因。本病病因尚无确切结论,目前多认为是多基因遗传和环境因素所致。结肠壁内神经节细胞缺如是引起先天性巨结肠的直接原因。本病治疗以手术为主。短段或超短段型病例可采用以定期温盐水灌肠、扩肛为主的保守疗法。

【诊断依据】

1.病史   全结肠型及长段型巨结肠常有家族史。

2.症状

(1)胎便排出延迟及便秘:多数病例生后 48h 仍无胎便排出。有些患儿虽在出生后第 1 日排出胎便,但排便量次数减少,个别病例每周 1～2 次。经用直肠指检或温盐水灌肠后方可排出大便及气体,逐渐形成顽固性便秘。

(2)腹胀:由于无神经节细胞肠管长期处于痉挛状态,不排便,临床出现部分性肠梗阻症状。患儿腹胀明显。经清洁灌肠后,大便及气体排出,腹胀好转。2～3d后症状复现。

(3)其他症状:常伴有恶心、呕吐、食欲下降。

3.体征　触摸腹部时常出现宽大的肠型及充满粪便的肠襻。多数病例直肠指诊可发现肛门括约肌张力正常,一些病例内括约肌紧张,直肠内空虚无大便。新生儿于盆腔入口处可触及一痉挛环及内括约肌紧张,在幼儿及儿童直肠前壁入盆腔处有一弧状痉挛环。

4.并发症表现　小肠结肠炎为本病的严重并发症,手术前后均可发生,新生儿病例尤为多见。

5.辅助检查

(1)X线检查:腹部平片可见腹外型膨隆及扩张肥厚充气的结肠影,新生儿腹部立位平片常见低位完全或部分性肠梗阻。钡剂排出迟缓,多数不能即刻排钡,如24～48h后仍有钡剂残留,即应考虑巨结肠的诊断。

(2)活体组织检查:病理组织化学检查证实缺乏神经节细胞即可确诊。

(3)直肠测压:是先天性巨结肠最可靠的诊断方法。

【治疗】

1.保守治疗　适用于短段或超短段先天性巨结肠,或根治手术的术前准备。

(1)口服缓泻剂和润滑剂:如蜂蜜、液状石蜡等。

(2)人工刺激括约肌:诱发排便。如扩肛、用开塞露或甘油栓等。

(3)等渗温盐水灌肠:每次注入 50～100ml 后,揉腹使灌入液体与粪便排出。一般每日 1 次。

2.手术治疗　根据病情选择肠造口术或根治术。

3.并发症的治疗　对于并发小肠结肠炎的病例应禁食,积极进行胃肠减压,给予静脉输液、广谱抗生素,予温盐水灌肠以降低结肠压力,并尽快行结肠造瘘术。对出现顽固性腹泻者需长期静脉营养支持。

第九节　胆道蛔虫病

胆道蛔虫病是肠蛔虫病的并发症。肠蛔虫病是最常见的寄生虫病,尤其是儿童多患此症。在肠道的蛔虫窜入胆道,引起胆道的阻塞等系列症状。

一、临床表现

突发性阵发性剧烈右上腹绞痛,呈"钻顶"感。疼痛时患儿面色苍白,辗转不安,屈体捧腹,全身冷汗,疼痛可骤然停止,患儿立即安静,活动自如,数十分钟后再发。疼痛时可放射至右肩。呕吐胃和十二指肠内容物,含胆汁,可吐蛔虫。合并胆道感染时可出现寒战、高热,有时出现黄疸。腹部体检仅有右上腹深压痛,无腹肌紧张,仅合并胆道感染时,上腹部压痛明显。剧烈的腹痛与轻度压痛呈鲜明对比。

二、诊断与鉴别诊断

根据间歇发作的上腹部剧烈疼痛、腹痛程度与腹部体征不相符以及有便蛔虫和呕吐蛔虫病史可作出诊断。

实验室检查:血常规中白细胞计数轻度升高,嗜酸粒细胞多增高,有时达10%以上。粪便可检出蛔虫卵。胆道B超见虫体影像可确诊。静脉胆道造影如显示胆总管有蛔虫阴影亦可确诊。十二指肠引流液镜检有蛔虫卵可以诊断。

需与急性阑尾炎、胃痉挛、胆石症、肠梗阻等小儿常见急腹症相鉴别。

三、治疗

绝大多数可经非手术解痉、驱虫、抗感染治疗痊愈。非手术治疗包括禁食、补液、解痉。解痉使用阿托品0.01mg/kg肌内注射、维生素K。及山莨菪碱肌内注射,镇痛使用哌替啶0.5mg/kg或氯丙嗪1mg/kg、异丙嗪1mg/kg肌内注射。为防止胆道感染,加用抗生素。还可以配合中药治疗。并补充适量液体及电解质,腹痛缓解不再发作时,予左旋咪唑、哌嗪(驱蛔灵)或阿苯达唑(肠虫清)等驱虫药治疗。

纤维胃十二指肠镜既可检查与诊断,又可夹取蛔虫,但操作困难。

有以下指征者应考虑手术治疗:①经非手术治疗一周后仍不能缓解;②体温升高,白细胞增多,有明显感染或其他合并症,如并发化脓性胆管炎、肝脓肿;③胆道内有死虫而不能排出者。手术方法:切开胆总管取出蛔虫检查胆道是否通畅,后置"T"形管引流。胆囊除有明显病变或已被蛔虫侵入外,一般不需切除。

第十节　急性肠套叠

肠套叠是指部分肠管及其肠系膜套入邻近肠腔所致的一种绞窄性肠梗阻,是婴幼儿时期最常见的急腹症之一,也是3个月至6岁期间引起肠梗阻的最常见原因。60％本病患儿的年龄在1岁以内,但新生儿罕见。80％患儿年龄在2岁以内,男孩发病率多于女孩,约为4∶1。健康肥胖儿多见,发病季节与胃肠道病毒感染流行相一致,以春秋季多见。常伴发于胃肠炎和上呼吸道感染。

一、临床表现

1.腹痛　既往健康的孩子突然发作剧烈的阵发性肠绞痛,哭闹不安,屈膝缩腹、面色苍白、拒食、出汗,持续数分钟或更长时间后,腹痛缓解,安静或入睡,间歇10～20min又反复发作。阵发性腹痛系由于肠系膜受牵拉和套叠鞘部强烈收缩所致。

2.呕吐　初为乳汁、乳块和食物残渣,后可含胆汁,晚期可吐粪便样液体,说明有肠管梗阻。

3.血便　为重要症状。出现症状的最初几小时大便可正常,以后大便少或无便。约85％病例在发病后6～12h排出果酱样黏液血便,或作直肠指检时发现血便。

4.腹部包块　多数病例在右上腹季肋下可触及有轻微触痛的套叠肿块,呈腊肠样,光滑不太软,稍可移动。晚期发生肠坏死或腹膜炎时,出现腹胀、腹水、腹肌紧张和压痛,不易扪及肿块,有时腹部扣诊和直肠指检双合检查可触及肿块。

5.全身情况　患儿在早期一般情况尚好,体温正常,无全身中毒症状。随着病程延长,病情加重,并发肠坏死或腹膜炎时,全身情况恶化,常有严重脱水、高热、嗜睡、昏迷及休克等中毒症状。

二、诊断和鉴别诊断

凡健康婴幼儿突然发生阵发性腹痛或阵发性哭闹、呕吐、便血和腹部扪及腊肠样肿块时可确诊。肠套叠早期在未排出血便前应做直肠指检。本病应与下列疾病鉴别。

1.细菌性痢疾　夏季发病多,大便含黏液、脓血,里急后重,多伴有高热等感染中毒症状。粪便检查可见成堆脓细胞,细菌培养阳性。但必须注意细菌性痢疾偶尔亦可引起肠套叠,两种疾病可同时存在或肠套叠继发于细菌性痢疾后。

2.梅克尔憩室出血　大量血便,常为无痛性,亦可并发肠套叠。

3.过敏性紫癜　有阵发性腹痛,呕吐、便血,由于肠管有水肿、出血、增厚,有时左右下腹可触及肿块,但绝大多数患儿有出血性皮疹、关节肿痛,部分病例有肾脏病变。该病由于肠蠕动功能紊乱和肠壁血肿,也可并发肠套叠。

三、治疗

急性肠套叠是一种危及生命的急症,其复位是一个紧急的治疗过程,一旦确诊需立即进行。

1.非手术疗法

(1)灌肠疗法的适应证:肠套叠在 48h 内,全身情况良好,腹部不胀,无明显脱水及电解质紊乱。

(2)禁忌证:①病程已超过 48h,全身情况差,有脱水、精神萎靡、高热、休克等症状者,对 3 个月以下婴儿更应注意;②高度腹胀,腹部有腹膜刺激征者;③X 线腹部平片可见多数液平面者;④套叠头部已达结肠右曲(脾曲),肿物硬而且张力大者;⑤多次复发疑有器质性病变者;⑥小肠型肠套叠。

(3)方法:①B 超监视下水压灌肠;②空气灌肠;③钡剂灌肠复位三种。

(4)灌肠复位成功的表现:①拔出肛管后排出大量带臭味的黏液血便和黄色粪水;②患儿很快入睡,不再哭闹及呕吐;③腹部平软,触不到原有的包块;④灌肠复位后给予 0.5～1g 药用炭(活性炭)口服,6～8h 后应有炭末排出,表示复位成功。

2.手术治疗　肠套叠超过 48～72h,或虽时间不长但病情严重疑有肠坏死或穿孔者以及小肠型肠套叠均需手术治疗。根据患儿全身情况及套叠肠管的病理变化程度选择进行肠套叠手法复位、肠切除吻合术或肠造口术等。5％～8％患儿可有肠套叠复发,灌肠复位比手术复位的复发率高。

第六章　泌尿系统疾病

第一节　急性肾小球肾炎

急性肾小球肾炎（AGN），简称急性肾炎，是一种与感染有关的以两侧肾小球弥漫性免疫性炎性病变为主的急性肾小球疾患。临床表现为血尿、水肿、高血压、不同程度的蛋白尿或肾功能不全。本病绝大多数由链球菌感染后引起，故又称急性链球菌感染后肾小球肾炎。其他病原体如葡萄球菌、肺炎链球菌、柯萨奇病毒、埃可病毒、流感病毒及腮腺炎病毒等也可引起肾炎，但较少见。急性肾炎是小儿时期常见的一种肾脏疾病，好发于儿童和青少年，以 6～12 岁多见，2 岁以下极少见，男性多于女性，男女之比约为 2∶1。绝大多数预后良好。

一、临床表现

1.前驱感染　发病前 1～3 周有链球菌前驱感染史。以急性扁桃体炎、急性咽炎或皮肤感染为主。

2.血尿　多为肉眼血尿。可为"洗肉水样"、茶色或烟灰样，血尿常为首次就诊的原因，为全程无痛性血尿，无血凝块，偶伴尿频、尿急。肉眼血尿持续 1～2 周即转为显微镜下血尿。

3.蛋白尿　程度不等，一般为＋～＋＋，很少超过＋＋＋。

4.水肿及少尿　多数病例有水肿，水肿性质为非凹陷性。尿量明显减少，严重者可出现无尿甚至肾功能不全，或出现严重循环充血，表现为呼吸困难、端坐呼吸、颈静脉怒张、咳嗽、咯粉红色泡沫痰、两肺湿啰音、心脏扩大、肝大等。

5.高血压　1/3～2/3 患儿有轻或中度血压增高。严重可发生高血压脑病，血压可达(150～160)/(100～110)mmHg 以上。表现为剧烈头痛、呕吐、复视或一过性失明，严重者突然出现惊厥、昏迷。

二、诊断

(一)诊断要点

1.诊断依据(根据 2000 年中华医学会儿科学会肾脏病学组方案而定)

(1)急性起病,1~3 周前有前驱感染,如咽炎、扁桃体炎、脓皮病等。

(2)尿常规检查以血尿为主,伴不同程度的蛋白尿。离心尿沉淀红细胞>5 个/高倍视野,不离心尿红细胞>2~3 个/高倍视野,白细胞<10 个/高倍视野,蛋白+~+++,一般<1g/24h。

(3)可有水肿、高血压(学龄前儿童>120/80mmHg,学龄儿童>130/90mmHg)和/或肾功能不全。

(4)起病 6~8 周内血清补体降低。有链球菌感染的血清学证据如抗链球菌溶血素 O(ASO)升高。

具有上述 4 项可确诊为急性链球菌感染后肾小球肾炎。

2.肾功能的诊断(2001 年中华医学会儿科学会肾脏病学组制订)

(1)肾功能正常期:血 BUN、Cr 及肌酐清除率(Ccr)正常。

(2)肾功能不全代偿期:血 BUN、Cr 正常,内生肌酐清除率(Ccr)为 50~80ml/(min·1.73m^2)。

(3)肾功能不全失代偿期:血 BUN 增高≥10.7mmol/L,血 Cr 增高≥176μmol/L,Ccr 为 30~50ml/(min·1.73m^2)。

(4)肾功能衰竭期(尿毒症期):Ccr 为 10~30ml/(min·1.73m^2),血 BUN>21.4mmol/L,血 Cr>353.6μmol/L,并出现临床症状,如疲乏、不安、胃肠道症状、贫血、酸中毒等。

(5)终末期:Ccr<10ml/(min·1.73m^2),如无肾功能替代治疗则难以生存。

(二)鉴别诊断

1.其他病原体感染后引起的肾炎　已知多种病原体感染可引起肾炎,其致病原可为细菌(葡萄球菌、肺炎球菌等)和病毒(乙肝病毒、流感病毒、EB 病毒、水痘病毒和腮腺炎病毒等),也可为肺炎支原体及原虫所致。临床表现与急性肾炎相似,应根据病史、先驱感染、前驱期长短及各自的临床特点进行鉴别。如病毒性肾炎,一般前驱期短(3~5 天),临床症状轻,无明显水肿及高血压,以血尿为主,补体 C$_3$不降低,ASO 不升高。

2.其他原发性肾小球疾病　如 IgA 肾病,起病与急性肾炎相同,但多于上呼吸道感染后 1~2 天内即以血尿起病,血尿反复发作,通常不伴有水肿和高血压,血清补体正常,鉴别主要依靠肾活检。

3.慢性肾炎急性发作　此类患儿有肾脏病史,急性发作多于感染后 1～2 天内即出现症状,无明显的前驱期;且常有严重贫血,持续性高血压和肾功能不全,尿比重低而固定。

4.紫癜性肾炎　临床表现与急性肾炎相同,但有过敏性紫癜的病史。

三、治疗

以休息、对症治疗为主,防治感染及致死性并发症,保护肾功能,以利恢复。

(一)一般治疗

1.休息　急性期应卧床休息至肉眼血尿消失、水肿消退、血压恢复正常,儿童患者一般在发病 4～6 周后可恢复上学,持续尿检异常(镜下血尿或蛋白尿)时应定期门诊随访。

2.饮食　高血压、水肿及少尿明显者应限制每日液体入量,每日液体入量应控制为:前一日尿量＋不显性失水量＋显性失水量－内生水。低盐饮食,食盐以 $60mg/(kg \cdot d)$ 为宜。氮质血症者应限蛋白,进食优质动物蛋白 $0.5g/(kg \cdot d)$。

(二)药物治疗

1.控制感染灶

(1)抗生素应用目的:急性肾小球肾炎属免疫性疾病,并非由病原菌直接感染肾脏造成,而是病原菌入侵机体其他部位(呼吸道、皮肤)引起的一种免疫反应性疾病,尤其是以溶血性链球菌感染后导致的急性肾炎为多见。用抗生素的目的是消除上述部位的残存病灶。

(2)常用药物:选用的抗生素首先应针对溶血性链球菌。如青霉素,是治疗 A 组溶血性链球菌感染的首选药物,常用剂量为 10 万～20 万单位/(kg·d),分 2～4 次肌内注射或静脉滴注。对青霉素过敏的患儿,可选用大环内酯类抗生素,如红霉素、罗红霉素等,或改用头孢菌素类抗生素,如头孢拉啶、头孢唑啉等。禁忌用磺胺类药物。对病程 3～6 个月以上,尿仍异常且考虑与扁桃体病灶有关者可于病情稳定时作扁桃体摘除术。

肾功能轻度减退(GFR＞5ml/min)时,青霉素仍按常用剂量使用;中度减退(GFR 为 10～50ml/min)时,给予常用剂量的 75％;重度减退(GFR＜10ml/min)时,减量为常用剂量的 20％～50％。

2.消除水肿　对经限水、限盐、卧床休息治疗后仍存在明显水肿者,应使用利尿药治疗。如氢氯噻嗪,剂量为 1～2mg/(kg·d),分 2～3 次口服;肾功能受损及噻嗪类效果不明显者,可应用利尿药,如呋塞米,口服剂量 $2\sim5mg/(kg\cdot d)$,注射剂量每次 $1\sim2mg/kg$,每日 $1\sim2$ 次,静脉注射剂量过大可有一过性耳聋。禁止使用渗透性利尿药和保钾利尿药,如螺内酯。

3.控制血压

(1)理想的血压:即尿蛋白$<1g/d$ 时,血压应在 $130/80mmHg$ 以下;尿蛋白$\geqslant$ $1g/d$ 时,血压应在 $125/75mmHg$ 以下。

(2)降压治疗:如经休息、控制饮食及利尿后血压仍高者,均应给予降压治疗。

①硝苯地平:为降压首选药物,属钙通道阻滞药。开始剂量为 $0.25mg/$ $(kg\cdot d)$,最大剂量为 $1mg/(kg\cdot d)$,分 $3\sim4$ 次口服或舌下含服。

②肼屈嗪:剂量为 $1\sim2mg/(kg\cdot d)$,分 $3\sim4$ 次口服。

③利血平:适用于严重高血压者,剂量为每次 $0.07mg/kg$,一次最大量不超过 $1.5mg/kg$ 肌内注射,血压控制后按 $0.02\sim0.03mg/(kg\cdot d)$,分 3 次口服维持治疗。此药可致鼻塞、嗜睡及心动过缓,可与肼屈嗪合用,彼此可起协同作用,并互相校正其对心率的影响。

(3)严重表现时的治疗

①高血压脑病的治疗:降压首选硝普钠,剂量为 $5\sim20mg$.溶于 5% 葡萄糖液 $100ml$ 中以 $1\mu g/(kg\cdot min)$ 的速度持续静脉滴注或用输液泵泵入,在监测血压的基础上可适当加快滴速,但一般不应超过 $8\mu g/(kg\cdot min)$,以防发生低血压。滴注时针筒、输液瓶、输液器等应避光,以免药物遇光分解。同时应用呋塞米,每次 $2mg/kg$ 静脉推注。高血压脑病出现抽搐时,可给予地西泮,每次 $0.3\sim0.5mg/kg$,静脉缓慢推注,并给予吸氧辅助治疗。脑水肿明显者,可选用 20% 甘露醇,快速静脉滴注,每 $4\sim6h$ 1 次以降低颅内压。

②严重循环充血的治疗:严格限制水和钠盐的摄入,治疗的重点是应用利尿剂等药物,如呋塞米,每次 $2mg/kg$ 静脉推注;酚妥拉明,剂量为 $0.2\sim0.3mg/kg$(每次用量不应超过 $5mg$)加入 5% 葡萄糖溶液中缓慢持续的静脉滴注。洋地黄类药物一般不用。可加用硝普钠(剂量及用法同上)治疗。难治性病例可采用透析或血液滤过治疗。

③急性肾功能不全的治疗:严格控制液体入量,每日液体入量=前 1 日尿量+不显性失水(每日 $300ml/m^2$)+吐泻丢失量—内生水量(每日 $250\sim350ml/m^2$)。保持水、酸碱度和电解质的平衡,监测血钾变化,浓度较高时应积极纠正,达到透析指标时尽早透析。

（三）其他治疗

1.手术治疗　对于反复发作的扁桃体炎,可考虑做扁桃体切除术。手术时机以病情稳定、无临床症状及体征,尿蛋白低于＋,尿沉渣红细胞＜10个/高倍视野,且扁桃体无急性炎症为宜,手术前后需应用青霉素2周。

2.血液净化　对于较长时间无尿或少尿伴急性肾衰竭,或急性肾衰竭合并肺水肿、脑水肿、高血钾、严重代谢性酸中毒的患儿,应紧急行血液透析、血液滤过或腹膜透析治疗,以帮助患儿渡过急性期。由于本病具有自限性,肾功能多可恢复,一般不需要长期维持透析。

第二节　急进性肾小球肾炎

急进性肾小球肾炎简称急进性肾炎,指临床上肾小球肾炎呈急剧过程,有尿改变(血尿、蛋白尿、管型尿)高血压、水肿并常有持续性少尿或无尿,病情发展迅速,多在几周或几月内发展至肾功能衰竭,是病死率很高的肾小球疾病。其主要病理改变是在肾小球囊内有广泛新月体形成。因此有的作者称之为新月体肾炎或毛细血管外肾炎。

一、临床表现

见于较大儿童及青年,年龄最小者5岁,男多于女。多数患儿病前2～3周内可有疲乏、无力、发热、关节痛等症状,1/3～1/2患儿可有前驱上呼吸道感染史。起病多与急性肾小球肾炎相似。一般多在起病数天至2～3个月内出现少尿或无尿及肾功能不全表现。少尿多发生在疾病的早期,有时亦可较晚才出现。但病初少尿不一定和预后有肯定关系。持续少尿、无尿或反复加重,多表明肾实质损害严重,病情进展,预后不好。除少尿外还可出现各种水和电解质紊乱、酸中毒、氮质血症以及由于水钠潴留引起的严重高血压和心功能不全。血压初期可不高,随着病程进展逐渐升高,但不少患儿病初即有明显高血压。水肿从病初即明显,逐渐加重,且多较顽固。部分患儿病程中可出现肾病综合征表现。大多数患儿早期就有明显贫血、红细胞沉降率(血沉)快,部分患儿可有血小板减少。病情进展迅速,多在短期内死亡。少数患儿度过少尿期进入多尿期。近年来由于透析技术的成熟与发展,病死率已有所下降。

二、实验室检查

1.尿常规检查　蛋白尿多呈中度或重度,常见肉眼血尿。尿沉渣可见大量红细胞、白细胞及各种管型与上皮细胞。

2.肾功能检查　可见血尿素氮及血肌酐上升,肌酐清除率明显下降,酚红排泄试验明显减低,尿比重恒定。部分患者血清抗基膜抗体可阳性或免疫复合物阳性,补体 C_3 多正常或下降。冷球蛋白可阳性,尿纤维蛋白裂解产物可持续阳性,血抗中性粒细胞胞浆抗体(ANCA)可阳性。

三、诊断

典型病例诊断不难。目前较公认的诊断标准为:①发病 3 个月内肾功能急剧恶化;②少尿或无尿;③肾实质受累,表现为大量蛋白尿和血尿;④既往无肾脏病史;⑤肾脏大小正常或轻度肿大;⑥肾组织活检有 50% 以上肾小球有新月体形成。目前对新月体形成数目尚有不同看法,对诊断有困难者,应争取尽早作肾活检,以明确诊断、指导治疗及判断预后。

四、鉴别诊断

1.急性链球菌感染后肾炎　有链球菌前驱感染病史,抗链"O"高,少尿持续时间短(2 周左右)。极期补体 C_3 多下降,且随病情好转逐渐恢复。早期虽可有氮质血症,但多可较快恢复。病理改变主要为内皮和系膜细胞的增殖,多核白细胞的渗出有助鉴别。

2.溶血尿毒综合征　多见于婴幼儿。主要表现为溶血性贫血、急速进展的肾功能不全,伴有少尿、无尿、血尿(或血红蛋白尿),需与本病鉴别。但溶血尿毒综合征患儿贫血多较严重,网织红细胞升高,周围血红细胞型形态异常,可见较大量的破碎红细胞、盔状红细胞等异形细胞,血小板及凝血因子减少,出血倾向明显,对鉴别有帮助。

3.继发于全身性疾病的急进性肾小球肾炎　如系统性红斑狼疮、过敏性紫癜、结节性多动脉炎、肺出血肾炎综合征可引起急进性肾炎,全身症状可不明显或被掩盖,易致误诊。鉴别主要在于提高对原发病的认识,注意全身各系统症状,针对可能的原发病进行必要检查,明确诊断。

五、治疗

本病无特异性治疗,现有疗法疗效不甚满意,继发性者应针对原发病治疗。可使用以下措施。

1.一般治疗 绝对卧床休息,进无盐或低盐、低蛋白饮食。保护残存肾功能。调整水、电解质紊乱,纠正代谢性酸中毒。少尿早期可应用利尿药及血管扩张药,有高血压者应控制血压,避免应用对肾脏有损害的药物,积极防治感染。

2.肾上腺皮质激素与免疫抑制药物的应用 对此疗法疗效尚有争议。可试用泼尼松 1～1.5mg/(kg·d)与环磷酰胺 2.5mg/(kg·d)联合应用持续至病情缓解,再减量维持治疗。

3.抗凝血治疗 在动物实验抗凝血和去血浆纤维蛋白治疗能预防新月体形成,但在人类疗效尚有争议。有的学者建议使用抗凝血药物如肝素、双嘧达莫、泼尼松及免疫抑制药联合治疗,简称四联疗法,并取得一定疗效。肝素用量 100～150U/(kg·次),每 4～6h 1 次,静脉滴注以维持延长凝血时间 2 倍为准,疗程 5～10 天;病情好转可改皮下注射或口服华法林,持续较长时间。双嘧达莫(潘生丁)5～10mg/(kg·d),分 3 次口服或静脉滴注。注意合并出血。

4.大剂量激素冲击疗法 甲泼尼龙 15～30mg/(kg·d)(最大剂量不超过1000mg/d)溶于 5％葡萄糖 100～200ml 内,1～2h 静脉滴注,连用 3 天为 1 个疗程,最多可连用 3 个疗程,以后改为口服维持量。有一定疗效,值得试用。冲击治疗过程中注意监测血压,注意预防消化道溃疡出血。

5.透析和肾移植 近年多主张早期透析,可挽救患儿生命。透析指征:①水肿伴心功能不全、肺水肿或高血压危象;②血尿素氮＞29.5mmol/L;③血钾＞6.5mmol/L;④严重酸中毒。对肾功能持续不恢复者,待病情稳定后进行肾移植,但抗肾抗体阳性者,须等待其转阴后再进行,否则可使移植肾再次发生病变。

6.血浆置换疗法 能有效清除血中免疫复合物及抗肾抗体,早期应用可缓解病情,但停止治疗后病情可再次恶化。

六、预后

本病预后严重,多数患儿在数月至 1 年内发展为严重肾功能衰竭而死亡。有下列情况者多提示预后不良:①非链球菌感染后类型;②少尿持续较久,超过 3～4 周以上;③肾功能损害严重、血尿素氮＞56.3mmol/L;④肾组织有明显栓塞和坏死性病变;⑤肾小球半月体形成数目超过 70％以上。

第三节　肾小管酸中毒

【概述】

肾小管酸中毒（RTA）为多种病因引起的综合征。主要特征是近端肾小管再吸收 HCO_3^- 障碍及（或）远端肾小管排泄 H^+ 功能障碍，导致持续性代谢性酸中毒。其主要代谢异常是血清碳酸氢盐浓度降低、高氯血症、尿酸化功能下降。本症与慢性功能不全所致代谢性酸中毒不同，后者是由于功能性肾单位减少，排酸量不足所致。根据发病原因，本症可分为 2 类：①原发性，可呈家族性发病；②继发性，由多种疾病所致，如 Fanconi 综合征、胱氨酸病、Lowe 综合征、遗传性果糖不耐受、甲状旁腺功能亢进、维生素 D 缺乏症、青紫型先心病等。本症治疗以对症处理为主，对继发性病例应尽可能祛除病因。

【诊断依据】

1.临床表现

（1）慢性酸中毒症状：疲劳、厌食、生长迟缓及运动时气急等。

（2）尿浓缩功能降低：导致烦渴、多尿、夜尿、脱水及生长发育落后。

（3）电解质紊乱：常见低血钾，有时伴发周期性瘫痪。可有钙磷代谢紊乱，表现为顽固性维生素 D 缺乏病（佝偻病）或骨软化、肾痛及鸭步态，常见肾钙化或肾结石，可有典型的肾绞痛。

2.辅助检查

（1）常见尿 pH 升高，在高血氯性代谢性中毒时尿 pH 仍呈碱性或弱酸性。

（2）血生化：常见电解质平衡紊乱，高血氯性代谢性酸中毒。

【治疗】

1.纠正代谢性酸中毒　给予碱性药物。常用碳酸氢钠，1～2 岁小儿剂量应适当增大，每日可高达 10mmol/kg，以后可渐减量至每日 2～3mmol/kg。

2.补钾　在纠正酸中毒以前应注意补充钾，有低钾血症者每日可口服氯化钾 3～4mmol/kg，严重病例应静脉补钾。

3.防治肾钙化及肾结石　给予枸橼酸缓冲液。常用 10％枸橼酸钠钾混合液（枸橼酸钠 100g，枸橼酸钾 100g，加水至 1000ml，每毫升含钠钾各 1mmol）。

4.病因治疗　有明确病因的病例，应尽可能采取针对性措施，积极治疗原发病。

第四节　肾病综合征

小儿肾病综合征(NS)是一组由多种原因引起的肾小球滤过膜对血浆蛋白通透性增加,导致血浆内大量蛋白质从尿中丢失导致一系列病理生理改变的一种临床综合征。临床有以下四大特点:①大量蛋白尿;②低白蛋白血症;③高脂血症;④明显水肿。

NS为儿科常见的肾小球疾病,在小儿肾脏疾病中发病率仅次于急性肾炎,且病程中常有反复或复发,严重影响患儿健康。

NS按病因可分为原发性、继发性和先天性三种类型。原发性肾病综合征约占小儿时期NS总数的90%。本节主要叙述原发性NS。

一、临床表现

肾病综合征可发生于各年龄组,3～5岁儿童为发病高峰。一般起病隐匿,常无明显诱因。大约30%有病毒感染或细菌感染史,70%肾病复发与病毒感染有关。

1.水肿　最常见,常为主诉。始自眼睑颜面,以后逐渐波及四肢全身,呈凹陷性。男孩常有阴囊水肿,病情重者可有腹水或胸腔积液。重症水肿者于大腿、上臂腹壁皮肤可见白色或紫色花纹。

2.尿量减少　尿少且颜色变深,肾炎型肾病可有镜下血尿。

3.血压变化　大多数血压正常,肾炎型肾病可有程度不等的高血压,严重的高血压通常少见。

4.肾功能改变　一般肾功能正常。约30%病例因血容量减少而出现短暂肌酐清除率下降,部分病例晚期可有肾小管功能障碍,出现低血磷性佝偻病、肾性糖尿、氨基酸尿和酸中毒等。

5.营养不良　由于长期蛋白从尿中丢失,患儿可有蛋白质营养不良。表现为精神萎靡、倦怠乏力、食欲减退、面色苍白、皮肤干燥、毛发干枯。长期应用皮质激素可导致生长发育落后。

二、合并症

1.感染　是最常见的合并症,也是本症死亡的主要原因,而且是病情反复、加重的诱因。常见的感染为呼吸道、皮肤、泌尿道感染和原发性腹膜炎等,其中尤以上呼吸道感染最多见,占 50% 以上。呼吸道感染中病毒感染常见;细菌感染中以肺炎链球菌为主,近年杆菌感染有所增加。

2.高凝状态及血栓形成　NS 时由于肝脏合成有关凝血的物质增加、抗凝血酶自尿中丢失、血浆纤溶酶原活性下降、血小板聚集加强、激素及利尿药的应用等因素,患儿处于高凝状态。高凝状态易致各种动、静脉血栓形成。

①肾静脉血栓形成:最常见,表现为突发腰痛、出现血尿或血尿加重,少尿甚至发生肾衰竭。

②下肢深静脉血栓形成:表现为两侧肢体水肿程度差别固定,不随体位改变而变化。

③下肢动脉血栓形成:表现为皮肤突发紫斑并迅速扩大,阴囊水肿呈紫色,顽固性腹水,下肢疼痛伴足背动脉搏动消失等。

④肺栓塞:不明原因的咳嗽、咯血或呼吸困难而无肺部阳性体征时要警惕肺栓塞。

⑤脑栓塞:突发的偏瘫、面瘫、失语,或神志改变等神经系统症状在排除高血压脑病、颅内感染性疾病时要考虑脑栓塞。

3.电解质紊乱　常见的电解质紊乱有低钠、低钾。患儿可因不恰当长期禁盐或长期食用不含钠的食盐代用品、过多使用利尿药以及感染、呕吐、腹泻等因素均可致低钠血症。临床表现可有厌食、乏力、懒言、嗜睡、血压下降甚至出现休克、抽搐等。

4.低血容量　由于低蛋白血症,血浆胶体渗透压下降、显著水肿等,故常有血容量不足,严重出现低血容量性休克。

5.钙及维生素 D 代谢紊乱　NS 时由于血浆白蛋白下降可致血总钙水平下降,且由于维生素 D 结合蛋白自尿中漏出,体内维生素 D 不足,影响肠钙吸收,使血钙下降,再加上长期应用皮质激素,加剧了钙及维生素 D 代谢紊乱。临床表现有低钙血症、手足搐搦等。

6.肾小管功能障碍　除原有肾小球的基础病可引起肾小管功能损害外,由于大量尿蛋白的重吸收,可导致肾小管(主要是近曲小管)功能损害。可出现肾性糖尿或氨基酸尿,严重者呈范科尼综合征。

三、实验室检查

1.尿液分析

(1)常规检查:尿蛋白定性多在＋＋＋,少数有短暂镜下血尿,可见透明管型、颗粒管型和卵圆脂肪小体。

(2)蛋白定量:24h 尿蛋白定量检查超过 50mg/(kg·d)。尿蛋白/尿肌酐(mg/mg),正常儿童上限为 0.2,肾病综合征时>3.5,

2.血清蛋白、胆固醇和肾功能测定 血清白蛋白浓度低于 30g/L(或更少)。血清胆固醇>5.7mmol/L。BUN、Cr 多正常,肾炎性肾病时可升高。

3.血清补体测定 单纯性 NS 血清补体水平正常,肾炎性 NS 患儿补体可下降。

4.高凝状态和血栓形成的检查 对疑及血栓形成者可行彩色多普勒 B 型超声检查以明确诊断,有条件者可行数字减影血管造影(DSA)。

5.经皮肾穿刺组织病理学检查 多数儿童 NS 不需要进行诊断性肾活检。NS 肾活检指征:①对糖皮质激素治疗耐药或频繁复发者;②有临床或实验室证据支持肾炎性肾病或慢性肾小球肾炎者。

四、诊断与鉴别诊断

1.诊断标准 ①大量蛋白尿(尿蛋白++～+++;②1 周内 3 次,24h 尿蛋白定量≥50mg/kg);③血浆白蛋白低于 30g/L;④血浆胆固醇高于 5.7mmol/L;⑤不同程度的水肿。以上五项中以大量蛋白尿和低白蛋白血症为必要条件。

临床上根据有无血尿、高血压、氮质血症和低补体血症,将原发性肾病综合征分为单纯性和肾炎性 NS。凡具有以下四项之一或多项者属于肾炎型肾病:①2 周内分别 3 次以上离心尿检查 RBC≥10 个/HPF,并证实为肾小球源性血尿者;②反复或持续高血压,学龄儿童≥130/90mmHg.学龄前儿童≥120/80mmHg。并除外糖皮质激素等原因所致;③肾功能不全,并排除由于血容量不足等所致;④持续低补体血症。

2.鉴别诊断 原发性肾病综合征还需与继发于全身性疾病的肾病综合征鉴别。如系统性红斑狼疮性肾炎、过敏性紫癜性肾炎、乙型肝炎病毒相关性肾炎及药源性肾炎等。临床上须排除继发性 NS 后方可诊断原发性肾病综合征。

五、治疗

目前儿童 NS 主要以肾上腺皮质激素治疗为主,辅以对症治疗。

(一)一般治疗

1.休息 一般不需卧床休息。水肿显著或并发感染,或严重高血压除外。病情缓解后逐渐增加活动量。注意预防感染。病程中一般不接受疫苗接种。

2.饮食　水肿和高血压患儿应短期限制水钠摄入,病情缓解后不必继续限盐。活动期病例供盐 1~2g/d。蛋白质摄入 1.5~2g/(kg·d),以含优质蛋白的动物蛋白(乳、鱼、蛋、禽、牛肉等)为宜。在应用糖皮质激素过程中每日供给足够的维生素 D 及钙剂。应每日给予维生素 D400U 及适量钙剂。

3.防治感染　有感染存在时要抗感染治疗。

4.利尿　有水肿及高血压患儿需使用利尿药。可用氢氯噻嗪,剂量为 1~2mg/(kg·d),分 2~3 次口服;无效者则用强有力的袢利尿药,如呋塞米口服剂量 2~5mg/(kg·d),注射剂量每次 1~2mg/kg,每日 1~2 次。但需密切观察出入水量、体重变化及电解质紊乱。利尿药无效可用利尿合药。即低分子右旋糖酐、血管活性药物、呋塞米联合应用。重度水肿可连用 5~10 天。

(二)糖皮质激素治疗

糖皮质激素是诱导肾病缓解的主要药物。应用糖皮质激素要遵循以下三个原则:尽快诱导缓解、防止复发、尽可能减轻药物不良反应。

1.初治病例诊断确定后应尽早选用泼尼松治疗

(1)短程疗法:泼尼松 2mg/(kg·d)(按身高标准体重,以下同),最大量 60mg/d,分次服用,共 4 周。4 周后改为泼尼松 1.5mg/kg 隔日晨顿服,共 4 周,全疗程共 8 周,然后骤然停药。短程疗法易于复发,国内少用。

(2)中、长期疗法:可用于各种类型的 NS。先以泼尼松 2mg/(kg·d),最大量 60mg/d,分次服用。若 4 周内尿蛋白转阴,则自转阴后至少巩固 2 周方始减量,以后改为隔日 2mg/kg 早餐后顿服,继用 4 周,以后每 2~4 周减总量 2.5~5mg,直至停药。疗程必须达 6 个月(中程疗法)。开始治疗后 4 周尿蛋白未转阴者可继服至尿蛋白阴转后 2 周,一般不超过 8 周。以后再改为隔日 2mg/kg 早餐后顿服,继用 4 周,以后每 2~4 周减量一次,直至停药,疗程 9 个月(长程疗法)。

2.复发和糖皮质激素依赖性肾病的激素治疗

(1)调整糖皮质激素的剂量和疗程:糖皮质激素治疗后或在减量过程中复发者,原则上再次恢复到初始疗效剂量或上一个疗效剂量。或改隔日疗法为每日疗法,或将激素减量的速度放慢,延长疗程。同时注意查找患儿有无感染或影响糖皮质激素疗效的其他因素存在。

(2)更换糖皮质激素制剂:对泼尼松疗效较差的病例,可换用其他糖皮质激素制剂,如地塞米松、曲安西龙(阿赛松)、曲安奈德(康宁克通 A,KenacortA)等。

(3)甲基泼尼松龙冲击治疗:慎用,宜在肾脏病理基础上,选择适应证。

3.激素治疗的不良反应　长期超生理剂量使用糖皮质激素可见以下不良反

应：①代谢紊乱，可出现明显库欣貌、肌肉萎缩无力、伤口愈合不良、蛋白质营养不良、高血糖、尿糖、水钠潴留、高血压、尿中失钾，高尿钙和骨质疏松。②消化性溃疡和精神欣快感、兴奋、失眠甚至呈精神病、癫痫发作等；还可发生白内障、无菌性股骨头坏死，高凝状态，生长停滞等。③易发生感染或诱发结核灶的活动。④急性肾上腺皮质功能不全，戒断综合征。

（三）免疫抑制剂

此类药物主要用于 NS 频繁复发，糖皮质激素依赖、耐药或出现严重不良反应者。在小剂量糖皮质激素隔日使用的同时可选用下列免疫抑制剂。

1.环磷酰胺　一般剂量 2.0～2.5mg/(kg·d)，分 3 次口服，疗程 8～12 周，总量不超过 200mg/kg。或用环磷酰胺冲击治疗，剂量 10～12mg/(kg·d)，加入 5% 葡萄糖盐水 100～200ml 内静脉滴注 1～2h，连续 2 天为 1 个疗程，用药日嘱多饮水，每 2 周重复 1 个疗程，累积量<150～200mg/kg。不良反应有：白细胞减少，秃发，肝功能损害，出血性膀胱炎等，少数可发生肺纤维化。最令人瞩目的是其远期性腺损害。病情需要者可小剂量、短疗程，间断用药，避免青春期前和青春期用药。

2.其他免疫抑制剂　可根据病例需要选用苯丁酸氮芥、环孢素 A、硫唑嘌呤、霉酚酸酯及雷公藤多苷片等。

（四）其他药物治疗

1.抗凝血药　肝素 1mg/(kg·d)，加入 10% 葡萄糖液 50～100ml 中静脉滴注，每日 1 次，2～4 周为 1 个疗程。亦可选用低分子肝素皮下注射。病情好转后改口服抗凝血药，如双嘧达莫维持治疗。

2.免疫调节药　一般作为肾病综合征的辅助治疗，适用于常伴感染、频繁复发或糖皮质激素依赖者。可选左旋咪唑 2.5mg/kg，隔日用药，疗程 6 个月。不良反应可有胃肠不适，流感样症状、皮疹、中性粒细胞下降，停药即可恢复。

3.血管紧张素转换酶抑制药（ACEI）　对改善肾小球局部血流动力学，减少尿蛋白，延缓肾小球硬化有良好作用。尤其适用于伴有高血压的 NS。常用制剂有卡托普利、依那普利、福辛普利等。

六、预后

肾病综合征的预后转归与其病理变化关系密切。微小病变型预后最好，灶性肾小球硬化和系膜毛细血管性肾小球肾炎预后最差。微小病变型 90%～95% 的患儿对首次应用糖皮质激素有效。其中 85% 可有复发，复发在第一年比以后更常见。3～4 年未复发者，其后有 95% 的机会不复发。微小病变型发展成尿毒症者极少,可死于感染或糖皮质激素严重不良反应。

第五节　泌尿系感染

【概述】

致病微生物侵入泌尿道可引起肾盂肾炎、膀胱炎或尿道炎,当临床上不易准确定位时统称为泌尿系感染或尿路感染。本症是小儿泌尿系统较常见的疾病之一,也是婴幼儿发热待查的常见病因之一。小儿反复发作的泌尿系感染多与膀胱输尿管反流或泌尿系发育异常有关。小儿时期泌尿道症状多不典型,易致漏诊。

【诊断依据】

1.病史　有发生新生儿期的严重感染,紧邻周围组织感染,尿道或膀胱异物史,留置导尿管及其他尿路损伤史,或有包茎等诱因。

2.临床表现

(1)新生儿、婴幼儿以全身症状为主,而泌尿系局部症状可不明显,新生儿期大多由血行感染所致,常伴败血症,主要表现为发热、吃奶差、苍白、呕吐、腹泻等非特异性表现,而泌尿系症状很少见。

(2)婴儿期多表现为发热、精神不振、纳差、排尿时哭闹,由于尿频、尿布经常渗湿,或出现顽固性尿布疹。

(3)儿童期除发热外,多有典型尿频、尿急、尿痛等尿路刺激症状,可伴有肾区疼痛及压痛、腹痛及下腹部不适,部分患儿可有一过性血尿。可有肾区叩痛、腹部包块、尿道口及其周围可有炎症表现。

(4)慢性泌尿系感染多伴有膀胱输尿管梗阻、结石、反流等,病程一般超过 6 个月;多有反复发热、腹痛、乏力、消瘦、贫血及下腹部不适,少数可发展为肾性高血压,甚至肾功能减退。

3.辅助检查

(1)尿常规:白细胞增多,清洁中段尿白细胞>10 个/HP 为异常。可有少量蛋白或红细胞,个别可有肉眼血尿。

(2)尿细菌检查:清洁中段尿培养>105/ml 或膀胱穿刺尿培养阳性,具有诊断意义。尿直接涂片查找细菌阳性,油镜下细菌 1 个/视野或离心尿细胞 10~20 个/视野,亚硝酸炎试验阳性等对于诊断也具有很大价值。若病原菌为尿路中不常见细菌,如变形杆菌、铜绿假单胞菌、粪链球菌、白葡萄球菌等,提示上尿路感染。

(3)B超检查:有助于明确有无诱发泌尿系感染的基础疾病存在,对肾肿瘤、肾囊肿、肾盂积水、结石、肾静脉栓塞等有很大诊断价值。

(4)腹平片与静脉肾盂造影:对尿路畸形、肿瘤、结石、结核、肾钙化及萎缩肾诊断亦有帮助。

【治疗】

1.一般治疗　卧床休息,多饮水以助排尿,外阴及包皮清洁,服碳酸氢钠碱化尿液。

2.病因治疗　用药前应留取尿标本以做细菌培养及药敏试验,最好以药敏试验指导选用抗生素。因常见致病菌为大肠杆菌或革兰阴性杆菌,故在未获结果前,常选用对大肠杆菌或革兰阴性杆菌敏感的抗生素。常选用的抗菌药物包括复方新诺明、氨苄西林、阿米卡星(丁胺卡那霉素)、头孢霉素。下尿路感染疗程 5～7d,上尿路感染疗程一般为 2～6 周。对复发性感染应注意寻找和处理各种诱因及合并症,并适当延长抗生素应用时间,急性感染控制后可给予小量(常量的 1/3)每晚睡前服 1 次,疗程 3～6 个月或可更长。为防止耐药菌株产生,可采用联合用药或轮换用药,即每种药物用 2～3 周后轮换使用,以提高疗效。

3.对症治疗　伴发热者酌情给予退热治疗。对存在尿路梗阻和反流的可视情况采用保守治疗或手术疗法。

第六节　过敏性紫癜肾炎

过敏性紫癜肾炎是指过敏性紫癜时肾实质受累者。本症是全身性疾患累及肾脏的常见原因之一,病程有迁延倾向,也是小儿慢性肾功能衰竭主要病因之一。

一、临床表现

过敏性紫癜可见于各年龄组,但婴儿少见。起病前 30%～50%患儿有上呼吸道感染史。

1.肾外主要症状

(1)皮肤:绝大多数患者以紫癜为首发症状,也是诊断的主要根据。典型表现为大小不等、微突于皮表的紫癜,对称分布于下肢伸侧、踝关节处,并可累及臀部,偶及全身。皮损初起可为荨麻疹样或多形红斑样后转呈出血性紫癜。年幼儿还常见手、足背、眼周、阴囊、头皮血管神经性水肿。皮损可分批出现,少数患儿多次发作,持续 3～30 天,10%小儿可多次反复发生,甚至 1 年后仍可再发。

(2)胃肠道表现:小儿患者中 2/3 有胃肠症状以腹痛多见,常为脐周或下腹疼痛,可反复发生,虽疼痛较剧,但阳性体征不多。其次为程度不等的胃肠出血,轻者仅粪隐血阳性,也可有黑便或血便。偶有发生肠套叠、穿孔、肠坏死者,个别报告有蛋白丢失性胃肠病,并导致低白蛋白血症。

(3)关节症状:1/2～2/3 小儿患者有关节痛,常累及膝、踝、腕、肘关节。主要因关节周围水肿所致,多为一过性症状,消退后不留后遗症。若关节症状作为首发症状,即发生于皮损前时,易误诊为风湿性关节炎。

2.紫癜肾　过敏性紫癜时肾受累之发生率报告不一,此与患者年龄、检查方法、诊断标准、随访久暂等因素有关。急性期可因急进性肾炎致死,或转入慢性肾功能不全;或发病后缓慢进展至肾功能减退;在小儿终末期肾功能衰竭病因分析中5％～28％可能系本病所致。紫癜肾炎表现为血尿(包括肉眼血尿),往往伴程度不等的蛋白尿,水肿一般不重,20％～40％起病时有高血压。临床上因肾受累程度不一而表现亦不同。轻者仅镜下血尿,无水肿、高血压;部分患儿呈急性肾炎样改变即血尿、水肿、高血压,其后水肿、高血压逐渐减退但尿异常可持续较久;还有表现为肾病综合征者;极少数呈急进性肾炎样改变,度过急期后部分患儿逐渐进入慢性肾功能减退。临床表现与病理类型有一定相关。

3.其他组织器官受累　中枢神经可因血管炎或高血压脑病而有一过性偏瘫、抽搐;呼吸系统病变可见肺出血、胸膜炎;心血管受累可有心律失常、心包炎;此外还偶有累及腮腺、胰、胆囊、肾上腺、睾丸、骨骼肌和周围神经者。

二、实验室检查

末梢血象可有中性粒细胞增加,血小板计数及出、凝血时间正常。

尿化验有程度不等的血尿、蛋白尿。尿中红细胞为肾小球源性严重变形,但有明显肉眼血尿者可以正常形态者为主。蛋白尿多为中度或低选择性蛋白尿。肾功能则视肾受累轻重而异。

血中 IgA 水平可增高、IgG、IgM 一般正常,血中补体 C_3、C_1q、C_4 正常,但备解素及其转化酶可下降。此外还可检出冷球蛋白血症、IgA 免疫复合物。皮肤及肾活检改变见前述病理改变部分。

三、诊断

根据典型皮肤紫癜、胃肠、关节症状及肾实质受累的尿改变(血尿、蛋白尿)可做出临床诊断。至于极少数以肾受累为首发症状,其后才出现皮肤改变者,在皮肤紫癜出现前做出诊断有一定困难。

在皮疹等肾外症状表现不明显时应注意与急性链球菌感染后肾炎鉴别。一般而言,后者水肿、高血压、水血症表现比较明显;而且血中补体 C_3 于起病 6～8 周内下降可资鉴别。

此外还应与兼有皮疹及肾炎性尿改变的疾患鉴别,如原发及继发性血管炎。前者如结节性多动脉炎、Wegener 肉芽肿,后者如狼疮肾炎、冷球蛋白血症等。根据各自临床特点,必要时辅以肾穿刺、皮肤活检可以鉴别。

四、治疗

本病目前尚无特异治疗,且病情轻重不一,故在无严格对照情况下,一些文献中报道的各种疗法其效果难以评价。

紫癜肾炎急期应注意休息,对皮肤及关节症状有益。并尽可能寻出可疑的过敏原并去除之,如感染的清除、可疑食物或药物停用,胃肠症状可对症给予解痉药,必要时禁食输液,并警惕可能的外科合并症(如肠套叠)并及时诊断治疗。

肾上腺皮质激素对缓解关节及胃肠症状有助,可短期应用。一般认为对皮肤紫癜及防止肾受累似无效。对重症紫癜肾炎尤其是呈急进性肾炎或肾炎型肾病综合征者目前多主张采用皮质激素(包括甲泼尼龙等冲击治疗)、免疫抑制及抗凝、抗血小板聚集综合治疗。有急性肾功能衰竭者还可采用血浆置换及透析治疗。

近年有报告用 H_2 受体阻滞剂西咪替丁治疗本症对控制皮疹及减轻肾损伤有效。此类药物竞争性拮抗组胺、改善血管通透性从而减少皮肤黏膜及内脏器官水肿、出血。

第七节　狼疮性肾炎

【概述】

系统性红斑狼疮是一种全身性自身免疫性疾患,常累及肾脏,即狼疮性肾炎。肾脏受累的发生率与诊断标准有关,若根据临床表现,肾脏受累占 40%～75%,根据一般病理检查,可高达 90%,若依免疫病理及电镜检查则几乎 100% 有肾的受累。狼疮性肾炎是影响系统性红斑狼疮预后的重要因素。

【诊断依据】

系统性红斑狼疮有肾受累的临床和(或)肾脏病理改变者即可诊断为狼疮肾炎。

1.系统性红斑狼疮的诊断标准　以下各项中有 6 项阳性者可确诊本病:①蝶

形或盘状红斑；②无畸形的关节炎或关节痛；③脱发；④雷诺现象和（或）血管炎；⑤口腔黏膜溃疡；⑥浆膜炎；⑦光过敏；⑧神经精神症状。

2.狼疮肾炎的临床表现　　本症多见于女性，年长儿为多。肾受累多在系统性红斑狼疮起病1年内，个别以肾受累为首发症状。肾受累轻重不一，可仅表现为镜下血尿或蛋白尿；也可表现急性肾炎综合征（水肿、血尿、蛋白尿、高血压，甚至一定程度氮质血症）、肾病综合征、急进性肾炎或慢性肾炎。除肾受累外，常伴多系统受累改变。如发热、皮疹、关节痛、贫血、黄疸、皮下出血、肝脾及淋巴结肿大、心悸、气促、心包摩擦音和心功能不全、胸膜炎、精神神经症状等。

3.辅助检查

(1)血常规：多有轻至中度贫血，白细胞及血小板计数减少，血沉增快。

(2)血补体于疾病活动期下降。

(3)血狼疮细胞60%～75%的患者阳性。

(4)血抗核抗体(ANA)：90%的患者呈阳性，活动期滴度多在1160以上，免疫荧光检查常呈周边型。

(5)抗DNA抗体，特别是抗双股DNA抗体特异性较强，抗可溶性核抗原(ENA)抗体，包括Sm抗体和抗核蛋白(RNP)抗体，抗Sm抗体虽阳性率不高(20%～30%)但特异性强。

(6)其他：血免疫复合物阳性，球蛋白增高。视肾脏受累情况有肾炎性尿沉渣异常、蛋白尿或肾功能异常。

【治疗】

1.肾上腺皮质激素

(1)口服泼尼松每日1.5～2.0mg/kg（每日总量不超过60mg）分3或4次服。待临床症状缓解，化验基本正常改隔日口服。并视病情逐渐减量至隔日0.5～1.0mg/kg，然后多数患儿需长期维持治疗。

(2)甲泼尼龙静脉冲击15～30mg/kg（不多于每次1000mg）加入10%葡萄糖溶液静脉滴注，连用3次为1个疗程，间隔数日后可再用。间歇期及冲击后继用泼尼松隔日顿服。冲击疗法适用于短期内肾功能恶化呈急进性肾炎表现，或狼疮肾炎伴明显狼疮活动，如伴狼疮脑病、视网膜病、心肌病、心包大量积液、白细胞和血小板明显下降等情况。冲击治疗的副作用有高血压、电解质紊乱、心律失常、严重感染、糖尿，偶有突然死亡。

2.细胞毒性药物

(1)环磷酰胺：环磷酰胺可抑制B淋巴细胞体液免疫，抗体生成减少，改善肾间质,延缓或阻止终末肾病。与激素合用可减少激素用量,从而减轻其副作用。对一些激素无效的重症,联合用药可利于病情缓解,并有可能改善狼疮肾炎的远期预后。口服时每日 2～3mg/kg,静脉用药 8～12mg/kg 加入生理盐水 100ml 静脉滴注,时间不短于 1h,连用 2d,每 2 周 1 次,累积总剂量≤150mg/kg。临床应注意其副作用。

(2)其他:还可应用硫唑嘌呤、苯丁酸氮芥等。

3.血浆置换　可清除血中致病抗原、抗体及免疫复合物,使急重症得以缓解。但疗程结束后 1 个月左右常又再次病情恶化,目身抗体和免疫复合物又恢复至治疗前水平。故此疗法仅适用于呈急进性肾炎改变者,且需配合以激素及其他免疫抑制剂治疗。

4.一般治疗　如避免阳光或紫外线直接照射,祛除感染灶,防止感染。勿滥用药。

5.其他　在发生肾功能减退者依肾功能状况给予相应治疗,如透析及移植治疗。

第八节　溶血尿毒综合征

溶血尿毒综合征(HUS)是以溶血性贫血、血小板减少及急性肾功能衰竭为特征的一种综合征。主要见于婴幼儿及学龄儿童。本症是小儿急性肾功能衰竭常见的原因之一,曾在阿根廷、北美、南美洲有过小流行。本病尚无特殊疗法,病死率曾高达 50% 以上。近年来由于综合疗法特别是早期透析的普遍应用,病死率已下降至 5% 以下。

一、临床表现

前驱症状多是胃肠炎,表现为腹痛、呕吐及腹泻,可为血性腹泻,极似溃疡性结肠炎,有报道似急腹症者。少数前驱症状为呼吸道感染症状,占 10%～15%。前驱期持续数天至 2 周(平均 7 天)。无胃肠炎前驱症状者病死率明显较高。

前驱期后经过数日或数周间歇期,随即急性起病,数小时内即有严重表现包括溶血性贫血、急性肾功能衰竭及出血倾向等。最常见的主诉是黑粪、呕血、无尿、少尿或血尿。患儿苍白、虚弱。高血压占 30%～60%,近 25% 患者有充血性心力衰竭及水肿,30%～50% 患者肝脾肿大,约 1/3 患者有皮肤瘀斑及皮下血肿,15%～30% 小儿有黄疸。

有些症状因地区而异,如在印度,本病常于痢疾后起病,60%有发热;在阿根廷及澳大利亚则中枢神经系统症状较常见占 28%～52%,表现为嗜睡、性格异常、抽搐、昏迷、偏瘫、共济失调等。

决定预后的主要因素是肾脏损害的程度。偶可由于神经系统严重损害或因少尿、严重贫血、电解质紊乱、高血压诱发心力衰竭、心搏骤停而致死。大多数患者肾功能可完全恢复。仅有 5%左右患儿发展为终末性肾衰竭。本病可有复发,复发者预后差。

二、辅助检查

1.血液学改变　由于急性溶血,血红蛋白下降明显,可降至 30～50g/L,网织红细胞明显增高,血清胆红素增高。周围血象特征性的改变是红细胞形态异常,表现为大小不等、嗜多染、三角形、芒刺状及红细胞碎片等。白细胞升高可见于 85%的患者。90%病例病初即有血小板减少,平均值为 $75×10^9/L$,大多在 2 周内恢复正常。

2.凝血因子检查　其结果与病期关系密切。早期可有凝血酶原时间延长、纤维蛋白原降低、纤维蛋白降解产物增高及凝血Ⅱ、Ⅷ、Ⅸ及Ⅹ因子减少,但数日后即恢复正常。

3.尿常规　可见不同程度的血尿、红细胞碎片,10%有肉眼血尿,严重溶血者可有血红蛋白尿。此外,尚有程度不等的蛋白尿、白细胞及管型。

4.肾功能检查　可见不同程度的代谢性酸中毒、高钾血症及氮质血症。

三、诊断

根据先驱症状及突然出现的溶血性贫血、血小板减少及急性肾功能衰竭三大特征不难作出诊断,但应与其他原因引起的急性肾功能衰竭、肾小球肾炎、血小板减少及溶血性贫血等鉴别。

四、治疗

维持水、电解质平衡,营养支持,纠正贫血,积极处理少尿、高血压,急性肾功能衰竭患儿应及早进行透析等综合治疗。

1.一般治疗　维持机体水、电解质平衡,补充累积损失及继续损失,记录 24h出入量。血钾高者要控制钾入量,一旦血钾＞6mmol/L 应紧急处理。

2.对症治疗

(1)贫血的治疗:当血红胞比容下降到 15%,或血红蛋白(Hb)<60g/L 可输注新鲜红细胞悬液(5～10ml/kg),于 2～4h 内缓慢输入,间隔 6～12h 可重复 1 次,使血红蛋白维持 70g/L 左右。一般应避免输血小板,因其可能加重微血栓。

(2)血栓性微血管病的治疗:①输注新鲜冰冻血浆,起始剂量为每次 30～40ml/kg,以后减为每日 15～20ml/kg,直至血小板>150×10⁹/L 时为止。由肺炎球菌所致者禁输血浆。②新鲜冰冻血浆置换疗法,以补充、、刺激前列腺素 I₂(PGI₂)生成所需的血浆因子或去除血浆中抑制 PGI₂ 的物质。每次置换血浆 2～4L,开始每日 1 次,3～4 天后改为隔日 1 次或每周 2 次。由肺炎链球菌所致者不进行此疗法。

(3)高血压的治疗:控制高血压一般用硝苯地平,口服每次 0.25～0.5mg/kg,惊厥发作可用地西泮每次 0.1～0.3mg/kg,缓慢静脉注射。

3.药物治疗

(1)抗感染治疗:腹泻后 HUS 常有大肠杆菌 O_{157}:H_7 和志贺痢疾杆菌残余感染,应选用敏感抗生素抑制病情加重。常用药物有第三代头孢菌素,年长儿可慎用氟喹诺酮类药物口服。

(2)甲泼尼龙冲击疗法:剂量每日 20mg/kg 静脉滴注,3 天为 1 个疗程,可用1～2 个疗程。对 D-HUS 疗效好,可控制溶血,抑制免疫反应。

(3)DGI₂:早期静脉滴注有效,起始剂量为每分钟 2～3ng/kg,逐渐增加至每分钟 5～10ng/kg,或出现心动过速、低血压或腹部不适时为止。

4.其他治疗

(1)抗凝与纤溶治疗:包括肝素、尿激酶、链激酶、双嘧达莫、阿司匹林。

(2)透析疗法:凡无尿>24h,BUN>53.4mmol/L(150mg/dl),血钾>6mmol/L和/或伴有心力衰竭、肺水肿及顽固高血压者都应及早进行透析治疗。

(3)肾移植:部分患儿对上述治疗反应不佳,而逐渐出现慢性肾功能衰竭,此时可考虑行肾脏移植手术。

第九节　急性肾功能衰竭

急性肾功能衰竭是指肾脏排出水分及清除新陈代谢废物的能力突然下降以致不能维持机体的内环境稳定。少尿或无尿以及氮质血症是急性肾功能衰竭的两个主要特征。正常婴幼儿平均每小时尿不少于 0.5ml/kg,儿童不应少于 1ml/kg,若以体表面积算平均每日不少于 $300ml/m^2$。少尿、无尿时机体的新陈代谢产物不能排出体外,积聚体内而产生尿毒症。由于代谢废物种类复杂,一般以血中尿素氮(BUN)的浓度作为代谢产物浓度的反映。当患儿尿量 $<0.5ml/(kg \cdot h)$ 或血中尿素氮显著高于正常值时,即可认为有肾功能衰竭。但少数患儿,尤其是慢性肾功能衰竭患儿尿量并不显著减少,但有尿素氮明显增加也是肾功能衰竭。广义而言,肾功能衰竭可分为肾前性、肾性、肾后性三类。肾前性主要由于各种原因引起的有效循环血量不足,导致肾血流量急剧降低所致肾功能损害,肾脏本身无器质性病变。若及时纠正有效血容量的不足,使肾血流灌注改善,则可使肾功能得以改善。但若休克严重或持续时间较长,则可以导致肾脏的器质性损害——急性肾小管坏死。故肾前性肾功能衰竭的处理应着眼于迅速改善循环衰竭。肾后性肾功能衰竭是指各种原因引起的急性尿路梗阻所致的肾功能损害,若及时解除梗阻,则肾功能可能很快恢复。肾性肾功能衰竭是肾实质病变所致的肾功能损害,如急进性肾小球肾炎、急性肾小球肾炎、肾血管性疾病、重症肾盂肾炎、严重的急性间质性肾炎、慢性肾脏疾病的急性发作和急性肾小管坏死等,其中以急性肾小管坏死最常见,也最具特征性。

一、病因

1.肾前性 常见原因有呕吐、腹泻所致严重脱水、大出血、大面积烧伤、大手术、低血容量休克和肾病综合征,起病或复发时低血容量等。

2.肾实质性 见表 6-1。

表 6-1 小儿肾实质性肾功能衰竭的原因

疾病性质	常见疾病
急性肾小管坏死	低血容量脱水、失血、休克、药物和毒物(氨基糖苷类、磺胺类、汞、磷、砷、四氯化碳、放射造影剂、蛇毒、蜂毒)
肾小球肾炎	急性肾炎、急进性肾炎、紫癜性肾炎、狼疮性肾炎
血管内凝血溶血	尿毒综合征、弥漫性血管内凝血
肾间质炎症	急性间质性肾炎、急性肾盂肾炎
肾血管疾病	过敏性血管炎、肾动脉栓塞、肾静脉栓塞、多动脉炎
血管内溶血	各种急性溶血性疾病
肌球蛋白病	挤压伤、日射病
代谢性疾病	糖尿病、尿酸性肾病

3.肾后性　常见原因有:先天性输尿管-肾盂连接部阻塞(狭窄、束带和异常血管)、先天性输尿管-膀胱阻塞、输尿管囊肿、结石、血块、后尿道瓣膜、尿道囊肿、尿道损伤和异物、尿道或尿道口狭窄。

二、临床表现

急性肾功能衰竭是一组综合征,可由许多不同疾病引起。休克、心跳骤停、严重感染、严重创伤、溶血、中毒、烧伤、大手术等是最常见的引起肾功能衰竭的原发病。因此,急性肾功能衰竭最突出的表现也就是其原发病本身的表现。少尿或无尿是肾功能衰竭最具有特征性的表现之一。在上述疾病过程中,应精确地记录每小时的出入量,一旦尿量突然减少而未发现其他原因时,就应想到可能是肾功能衰竭的最早表现。当肾功能衰竭持续一段时间以后,就会出现一系列的代谢紊乱。

1.氮质血症　是急性肾功能衰竭的主要表现之一。肾功能衰竭时,代谢产物排泄障碍,特别是蛋白质的代谢产物不能排出体外,存留在体内产生氮质血症。表现为恶心、厌食、呕吐、乏力等非特异性症状及血尿素氮及肌酐升高,慢性肾功能衰竭所致的氮质血症常伴有骨髓抑制,引起贫血。

2.电解质紊乱　也是急性肾功能衰竭的主要表现。低钠血症、高钾血症、酸中毒是急性肾功能衰竭的最危险的临床表现,也是致死的主要原因。

(1)肾功能衰竭时的低钠血症是由于水潴留所造成的稀释性低血钠。正常血清钠在 135～145mmol/L 之间,血钠<130mmol/L 时,就可出现恶心、呕吐、乏力、厌食等症状,当血钠<120mmol/L 时就可出现头痛、嗜睡、反应迟钝甚至惊厥。

(2)肾功能衰竭时最为危险的电解质紊乱是高钾血症。正常血清钾在 4.5～5.5mmol/L范围,当血钾>5.5mmol/L 时即为高钾血症。细胞外液的钾离子浓度平均为 4.4mmol/L,而细胞内钾离子浓度平均为 135mmol/L。细胞内外的钾离子浓度梯度对维持心脏的传导功能及心肌细胞的电势差的产生有着极其重要的作用。正常心肌细胞有 90mV 的膜电位,该电位取决于心肌细胞内外的钾离子浓度梯度,细胞外钾离子浓度升高时,心肌细胞的膜静息电位就会降低,从而影响了心肌的收缩及传导功能。显著的高血钾可致心律失常,甚至心室停搏。

3.酸中毒　正常儿童动脉血 pH 值为 7.35～7.45,碳酸氢盐浓度为 22～26mmol/L。当代谢性酸中毒发生时,机体通过加深加快呼吸排出更多的 CO_2 以保持 HCO_3^-/H_2CO_3 比例不变。当酸中毒严重到机体不能代偿时,动脉血 pH、碳酸氢盐浓度、$PaCO_2$ 都下降。

4.水潴留　急性肾功能衰竭时必定会发生水潴留。急性肾功能衰竭通常不像慢性肾功能衰竭那样导致疏松部位组织水肿。急性肾功能衰竭所致的水潴留的主要表现为血容量急剧增加,血压升高。严重时可表现为急性肺水肿,肺水肿的最早表现常是呼吸频率增加,平卧时加重。进一步发展时,出现呼吸急促、口周发绀、肺底出现细小水泡音,心动过速甚至奔马律。X线片上可见到两肺纹理显著增加、两肺门阴影对称性增浓,典型的可呈现蝴蝶样阴影。

5.贫血及出血倾向　急性肾功能衰竭患儿常发生贫血及出血倾向,有时甚至可见于疾病早期,它的确切发生机制尚未十分清楚,常与肾功能衰竭有关,而与DIC无关。皮肤可出现瘀斑,与血管脆性增加、血小板减少或功能障碍有关。20%～40%的肾功能衰竭患儿伴有胃肠出血,其原因除与凝血障碍有关外,糜烂性胃炎及溃疡也是常见原因。引起急性肾功能衰竭的原发病,如大手术、严重外伤、颅脑损伤、大面积烧伤等都处于应激状态之下,胃酸分泌明显增多,胃黏膜出现应激性溃疡,这也是常见的消化道出血的原因。

6.感染　35%～40%的急性肾功能衰竭患儿可能发生感染。感染的常见部位多在肺、尿路、腹膜腔、静脉导管或其他部位的伤口,易感因素包括皮肤黏膜的完整性受损,创伤性检查、导管留置及预防性使用抗生素等。无合并症的急性肾功能衰竭一般可分为少尿期、多尿期、恢复期三个阶段。少尿期一般经历1～2周,极少数历时3～4周转为多尿期。多尿期临床上有两种类型,一种为利尿逐渐出现,尿量逐日增加;另一种为利尿现象突然出现。多尿期尿量有时可达1000～2000ml,甚至3000～4000ml,这是肾小管上皮再生、肾皮质水肿消退的表现。此期内肾小管的浓缩、分泌功能尚未完全恢复、血内BUN及肌酐甚至血钾都未能迅速下降,故仍需仔细监测水电解质平衡,预防水电解质紊乱。

三、诊断

1.少尿是确诊急性肾功能衰竭的关键。对于有上述严重疾病的患儿,应系统地监测动脉血压、中心静脉压(或肺动脉楔压)并精确地记录出入量。若患儿循环已经稳定而尿量仍低于0.5ml/(kg·h),则提示患儿可能已经发生急性肾功能衰竭。

2.血尿素氮及肌酐值对确诊肾功能衰竭、估计其严重程度及预后极有价值,不过尿素氮及肌酐常在少尿或无尿持续一段时间以后才升高,因此对于早期诊断并无很大帮助。

3.高血钾是急性肾功能衰竭的主要表现之一。与尿素氮一样,常在少尿或无尿持续一段时间之后才出现,而且它常受很多治疗药物,如葡萄糖、胰岛素、阳离子交换树脂等的影响。因此,如有高血钾存在,对诊断肾功能衰竭、判断其严重程度、预后以及指导治疗都有重要意义。但如血钾正常,并不能排除肾功能衰竭。

4.对于有少尿及氮质血症的患儿,要进一步确定少尿及氮质血症的原因,确定是肾前性、肾性或肾后性肾功能衰竭。这一点十分重要,因为三者的处理方针是各不相同的。

5.对疑有肾功能衰竭而一时又未能肯定为肾前性或肾性肾功能衰竭的患儿,如有条件应插入中心静脉导管以测定中心静脉压。如无条件测中心静脉压而患儿又无容量负荷过量的表现时,应先给予 20ml/kg 的生理盐水以观察患儿反应。如对液体治疗无反应,尿量不增加则可给予一次呋塞米静脉注射,剂量为 1mg/kg;0.5h后如仍无尿,则可将呋塞米剂量增加至 10mg/kg。但要密切观察呋塞米的耳毒性。呋塞米可直接作用或通过前列腺素中介作用而扩张肾皮质血管;抑制近端肾小管对钠的再吸收而使尿量增加。与此同时,它又可减轻肾小管的阻塞。在肾功能衰竭时氯的再吸收减少,导致在致密斑处氯浓度升高,可通过肾素-血管紧张素系统的作用而使入球动脉收缩。高浓度的呋塞米作用于致密斑时,可抑制这些反馈机制而扩张血管。这就是在急性肾功能衰竭时需要使用大剂量呋塞米的原因。肾实质病变导致肾功能衰竭时,大剂量呋塞米可缩短少尿期,减少透析次数。肾功能衰竭时需给予大剂量呋塞米的其他原因包括:①在肾血管收缩、肾小球滤过率降低时,呋塞米流经肾小管量非常少;②呋塞米的结合部位为有机酸的竞争性结合,因而抑制了呋塞米与肾小管的作用部位的结合。

在给予大剂量呋塞米治疗的同时,可按 $0.5\sim3\mu g/(kg\cdot min)$ 静脉滴入多巴胺。多巴胺是一种内源性儿茶酚胺,当给药速度为 $0.5\sim3\mu g/(kg\cdot min)$ 时,它主要作用于多巴胺受体,扩张肾血管,增加肾血流量及肾小球滤过率,同时增加尿钠的排出,而对全身血管无影响,此剂量称为肾剂量,广泛用于增加急性肾功能衰竭患儿的尿量或减少少尿患儿向无尿性肾功能衰竭进展。在急性肾功能衰竭的处理中,除肾剂量多巴胺外,任何血管收缩药都可能有损于肾脏的血流供应,因而避免使用。

如患儿对液体治疗无反应可给予一剂 20％的甘露醇(0.5g/kg)以鉴别肾前性或肾性无尿。如为肾前性无尿,则患儿至少应在 1h 内有 0.5ml/kg 的尿排出。不过,如果患儿有早期心力衰竭或未发现的容量负荷过重,其危险是非常大的。因此,临床上应对患儿的症状和体征进行仔细的评估后再决定是否作甘露醇试验。

如果经上述处理后尿量仍不增加或尿量虽然增加但 BUN 及肌酐仍不断增加,就可以确定患儿已有实质性肾功能衰竭而按照急性肾功能衰竭进行系统的治疗。

在无脱水和失血病例不应使用补液或甘露醇试验,否则可致血容量急剧扩张,引起高血压、肺水肿、心力衰竭、脑水肿。

四、肾功能衰竭的诊断标准

国内儿科制订小儿急性肾功能衰竭的诊断标准。

1.诊断依据

(1)尿量显著减少:出现少尿(每日尿量$<250ml/m^2$)或无尿(每日尿量$<50ml/m^2$)。

(2)氮质血症:血清肌酐(Scr)$>176\mu mol/L$、血尿素氮(BUN)$>15mmol//L$,或每日 Scr 增加$>44\mu mol/L$ 或 BUN 增加$>3.57mmol/L$,有条件时测肾小球滤过率(如内生性肌酐清除率)Scr 常$<30ml/(min \cdot 1.73m^2)$。

(3)常有酸中毒、水电解质紊乱等表现,无尿量减少者为非少尿型急性肾功能衰竭。

2.临床分期

(1)少尿期:少尿或无尿,伴氮质血症,水过多(体重增加、水肿、高血压、肺水肿、脑水肿),电解质紊乱(如高钾血症、低钠血症、高磷血症、低钙血症,少数呈现低钾血症),代谢性酸中毒,并可出现循环系统、神经系统、呼吸系统和血液系统等多系统受累的表现。

(2)利尿期:尿量逐渐或阶段性急剧增多(每日$>250ml/m^2$),水肿有所减轻,但早期氮质血症未消失,甚至可能继续轻度升高,可伴有水电解质紊乱等表现。

(3)恢复期:氮质血症基本恢复,贫血改善,而肾小管的浓缩功能恢复缓慢,约需数月之久。

3.新生儿急性肾功能衰竭诊断依据

(1)出生后 48h 无排尿或出生后少尿(每小时$<1ml/kg$)或无尿(每小时$<0.5ml/kg$)。

(2)氮质血症,Scr88～$142\mu mol/L$,BUN$\geqslant 7.5mmol/L$,或 Scr 每日增加$>44\mu mol/L$,BUN 增加$>3.57mmol/L$。

(3)伴有酸中毒、水电解质紊乱、心力衰竭、惊厥、拒奶、吐奶等表现;若无尿量减少者,则诊断为非少尿性急性肾功能衰竭。原发病症状有时可以相当突出,如休克、中毒、外伤或败血症等,遮盖了急性肾功能衰竭症状。新生儿和婴幼儿,由于观察尿量困难,易致漏诊或误诊。故临床上对凡有可能发生急性肾功能衰竭的疾病必须密切观察尿量和监测血、尿液生化指标。一般儿科少尿标准为每日尿量

$<250ml/m^2$，无尿，$<50ml/m^2$。但在一些紧急情况，如大出血、大手术后、短期内体液大量丢失等，在 ICU 抢救、观察过程中，尿量应以每小时计，尿量每小时 $<0.5ml/kg$，就要按急性肾功能衰竭处理。

五、治疗

可先试用呋塞米 $2mg/kg$，$4mg/min$ 静脉滴注，无效改用 $10mg/kg$，若仍无效则不用。扩张血管药，如小剂量多巴胺每分钟 $1\sim3\mu g/kg$，持续静脉滴注，加呋塞米 $1\sim5mg/kg$ 每 $6\sim8h$ 静脉注射 1 次，叫使部分肾功能衰竭由少尿性转变为非少尿性，但必须早期使用。近年来认为呋塞米持续静脉滴注利尿效果优于大剂量一次静脉注射。

(一)液体量的处理

液体容量负荷过重是急性肾功能衰竭患儿最危险的问题之一，因此，维持液体的出入平衡也就是处理少尿或无尿患儿的最关键的环节。如果患儿每日液体入量超过显性及不显性失水的总和，将会导致容量负荷过重甚至发生心力衰竭和肺水肿。无发热患儿的不显性失水量约为 $15ml/(kg \cdot d)$，或 $300ml/(m^2 \cdot d)$。处于高分解状态的患儿由于内生水量增加，因而所需补给液体量应相应减少，发热所需的液体量则应相应增加。正确的补液量应是：补液量＝尿量＋显性失水＋不显性失水－内生水。

对于血压稳定、血容量充足的患儿的输液量应为前 1 天的尿量、大便量、呕吐量、引流量、出血量的总和加上不显性失水量。在无胃肠道损失的情况下所补液体应当是无钠的。胃肠引流液应补以 1/2 的生理盐水，尿液应补以 1/4 的生理盐水，其余补充无盐溶液。应根据出入量、电解质浓度的变化及体重不断调整液体进入量及输液速度。每日体重减轻 $0.5\%\sim1\%$ 表示液体控制满意，体重不减甚或增加，表示有液体潴留。

(二)低钠血症

在低钠血症发生时，首先应严格限制水的进入量。液体应在 $15ml/(kg \cdot d)$ 或 $300ml/(m^2 \cdot d)$ 以下。当血钠 $<130mmol/L$，而无容量负荷过重时，应给 3% 盐水或 5% 的碳酸氢钠溶液。其剂量为：补充钠(mmol)＝(130－血钠值)×0.3×体重，补充时应以 10% 的氯化钠溶液，通过中心静脉补给。当血钠 $<120mmol/L$ 或患儿发生惊厥时，就应立即进行透析。

(三)高血钾

高血钾的处理可以从四个方面进行：①使用拮抗钾离子电生理效应的药物；

②促使钾离子向细胞内转移;③减少钾负荷;④将钾离子排出体外。

1.离子交换树脂(硫酸多聚乙烯钠)　离子交换树脂是在缺乏透析条件下将钾离子排出体外的唯一药物。离子交换树脂在肠道通过时,其分子中的离子可与血中的钾离子进行交换,使钾离子从肠道排出。山梨醇可引起缓泻,当它与离子交换树脂联合口服时,可因其致泻作用而排出更多的钾离子。而且,山梨醇的致泻作用还可防止离子交换树脂在肠道浓缩造成的肠梗阻。以 1g/kg 的离子交换树脂溶于70％的山梨醇溶液中口服可使血清钾浓度降低大约 1mmol/L 左右。临床上用1g/kg 加入 70％的山梨醇溶液 20ml 口服,每 6h 1 次直至血钾下降至正常或尿量开始增多为止。离子交换树脂通过钠-钾交换而起作用,当重复进行钠-钾交换时可导致钠潴留及血容量增加。

2.葡萄糖酸钙或氯化钙　钙离子可拮抗钾离子的生理效应,直接地稳定心肌的传导功能,从而减少了高血钾引起的心律紊乱。10％葡萄糖酸钙 0.5ml/kg 或3％氯化钙 0.5ml/kg 缓慢静脉推注或加入到输入液体中滴注可暂时地、部分地对抗钾离子所致的传导阻滞及心律失常。

3.碳酸氢钠　钠离子和钙离子有相似的拮抗钾离子的电生理作用。碳酸氢钠可使血 pH 值提高,从而使钾离子向细胞内转移。每次用 1～2mmol/kg 的碳酸氢钠溶液(相当于 5％碳酸氢钠 1.67～3.4ml/kg),加入输液内滴入也可暂时地对抗钾离子所致的心律失常。

4.胰岛素-葡萄糖溶液　胰岛素加葡萄糖可使葡萄糖转化为糖原而贮存于细胞内,这个过程能将一部分钾带进细胞内从而降低血清钾;一般以每 4g 葡萄糖加入1U 的胰岛素。

在急性肾功能衰竭时,和高血钾相伴随的电解质紊乱还有低血钠和低血钙。高钾血症的处理也需要钠离子和钙离子,这往往需要同时使用多种溶液从而有可能导致液体负荷过重。为了有效、稳妥地处理高血钾、低血钠、低血钙及酸中毒而又不增加液体负荷,可将 25％葡萄糖溶液 400ml＋胰岛素 25U＋10％葡萄糖酸钙10ml＋5％碳酸氢钠溶液 50ml 作为钾中毒的治疗措施。

由于葡萄糖酸钙与碳酸氢钠溶液混合后可发生沉淀,故应将钙盐单独输入。

上述这些治疗措施都是暂时性的,因为它们并未将钾离子从体内清除,只是争得了宝贵的时间,等待肾小管的再生和肾功能的恢复,或者采取其他更有效的治疗措施。

(四)代谢性酸中毒

尽早恢复组织的血液灌注,改善患儿的营养状态从而降低组织代谢,清除感染病灶及正确合理地使用抗菌药物都是纠正代谢性酸中毒的重要措施。碱性药物是纠正代谢性酸中毒的重要手段之一,但在无尿情况下所能供给的液体量非常有限,因此很难依靠碱性药物来充分纠正代谢性酸中毒。理论上补充碱性药物的剂量可按如下公式计算:

所需的碳酸氢钠(mmol)＝BE×0.3×体重

或:所需的碳酸氢钠(mmol)＝[22－标准碳酸氢盐(mmol)]×0.3×体重

将上述计算值乘以1.67,即是5%的碳酸氢钠的毫升数。将其缓慢静脉滴注,然后复查血气再作决定看是否进一步补充。迅速纠正酸中毒可使血中游离钙下降而诱发惊厥;纠正酸中毒过度还可造成氧合血红蛋白离解曲线左移,加剧低氧血症。此外,血及脑组织的pH值变化过快也可能诱发惊厥及其他脑功能障碍。

当动脉血pH值<7.20或血标准碳酸氢盐浓度<12mmol/L时,无尿患儿就很难依靠补充碳酸氢盐来纠正酸中毒,此时最好的办法是考虑透析疗法。

(五)高血压

急性肾功能衰竭时,常由于血容量负荷过重及肾素-血管紧张素分泌过多而产生高血压。当血压超过脑血流自动调节的极限时,将会发生脑水肿及高血压脑病。

1.限制水分的摄入　在急性肾功能衰竭时可通过严格控制水分摄入而控制血压。呋塞米有助于减轻水负荷而有助于控制血压。如患儿已进入实质性肾功能衰竭阶段,应避免使用甘露醇以免血容量进一步增加。

2.硝普钠　硝普钠是最强力、迅速的降血压药,它直接扩张小动脉、小静脉平滑肌而使血压下降。静脉滴注时几乎立即起作用,而滴注停止时其作用即终止。虽然硝普钠的血管扩张作用能使血管阻力及血压降低、心动过速,但对于有心力衰竭的患儿,减轻前负荷所带来的心搏出量增加几乎可以完全代偿其血管扩张作用,而不致影响组织供血。一般使用量为 $0.5\sim8\mu g/(kg \cdot min)$,可将12.5mg硝普钠加入250ml葡萄糖或生理盐水中配成 $50\mu g/ml$ 的溶液。输注时最初阶段应每5～10min测血压1次,并根据血压情况调整输液速度,待血压稳定在满意的数值时,可每15～20min测血压1次。并维持该输液速度不变,最好用输液泵精确地输入。肾功能衰竭时使用剂量并不需要减少,硝普钠的毒性作用除了血压过度下降外,尚有恶心、嗜睡、皮肤紫色花斑、耳鸣及易激动。

3.卡托普利　卡托普利是一种新型、口服抗高血压制剂,对儿童甚至新生儿都是安全的。它是血管紧张素酶抑制药,通过抑制血管紧张素转化酶而减少血管紧张素Ⅰ向血管紧张素Ⅱ转变;从而使肾血管及全身血管扩张,肾血流改善。它还可以间接的抑制醛固酮的分泌而使水钠潴留减轻,血管内容量减少。其血管扩张作用可使心脏的前后负荷减轻；心搏出量增加从而改善肾血流。剂量为 0.5～1mg/kg，对肌酐清除率正常的儿童，其最大剂量可达 6mg/(kg·d)。常见的不良反应包括：①白细胞减少（8%），最常见于使用免疫抑制剂及自身免疫性疾病的患儿；②高钾血症，可能是由于醛固酮分泌减少所致，同时使用利尿剂可减轻其保钾作用；③蛋白尿（1.2%），但很少因此而停药；④味觉障碍，约见于 6% 的成人而少见于儿童；⑤皮疹，可多达 10%；⑥在原有血流受损的患儿（如肾动脉狭窄）可使肾功能恶化。

4.人工透析　如果经过多种药物治疗仍未能控制血压，就应考虑人工透析。血透或血液滤过对清除液体效果确切而迅速，但对于血液动力学不稳定的患儿，则以腹膜透析较为安全。

（六）贫血及消化道出血

不管什么原因引起的贫血都必须纠正，有凝血障碍的患儿可输少量全血、血小板并给予维生素 K 纠正，同时还要寻找引起贫血的原因，如感染、肝功能障碍、DIC 等。对于有胃肠出血的患儿应给非镁抗酸药，如氢氧化铝以中和胃酸，使胃内容物 pH 值>5，同时每 8 小时给予 5mg/kg 西咪替丁或质子泵抑制剂奥美拉唑静脉注射。

（七）感染的处理

对无感染迹象的急性肾功能衰竭患儿不应预防性使用抗生素，否则易导致双重感染及耐药感染。然而，当患儿有发热，白细胞升高，血、尿、腹水或其他引流液细菌培养阳性时，应及时给予抗生素。抗生素应根据临床表现及血培养结果作选择依据，尽可能选用肾毒性小的药物以免造成或加重肾脏损害。在肾功能衰竭时应调整抗生素的剂量或给药间隔，给药间隔可用血肌酐浓度（μmol/L）乘以 8 或 9(h)。或给药剂量等于正常剂量除以肌酐毫克数。

（八）肾功能衰竭时营养供给

肾功能衰竭最重要的合并症之一是严重的分解代谢造成的负氮平衡。然而由于肾功能衰竭患儿的液体进入量受到极大的限制，绝大多数患儿得不到足够的热卡及蛋白质，甚至很难向患儿提供基础代谢所需要的能量。因此，肾功能衰竭时的营养处理是控制肾功能衰竭的一个重要组成部分。其基本目标如下。

1.控制水电解质的摄入量，以防容量负荷过重及电解质紊乱。

2.提供足够的热卡，以便在限制蛋白质的前提下防止蛋白消耗及因而产生的氮质血症、酸中毒及高血钾。按以往的观念，在肾功能衰竭时应严格限制蛋白摄入量，但目前越来越多的资料表明，用糖、蛋白质、脂肪提供充分的热卡以节约内源性蛋白质的崩解可有效地减轻尿素氮、肌酐、钾的血浓度,从而减少透析的频度和必要性。

肾功能衰竭患儿常因厌食.恶心、呕吐而难以进食;腹膜透析时患儿也因腹压增加而不能耐受饮食,周围静脉供给营养只能以 10%葡萄糖、6%～8%的氨基酸及 10%～20%的乳化脂肪来提供。如前所述,由于液量的限制,常不能向肾功能衰竭患儿提供足够的热卡以防蛋白分解。如果估计病情能在较短时间内恢复,而患儿又无发热、严重创伤等高分解代谢状况,则在短期内(例如 1 周内)可行周围静脉营养以提供必要的热卡、必需氨基酸和维生素。周围静脉营养可避免中心静脉营养带来的导管相关败血症。但如患儿有高热、严重创伤、大面积烧伤等高分解状态而需增加热卡时,则可插入中心静脉导管给予高浓度的葡萄糖(50%)、必需氨基酸、乳化脂肪、无机盐及维生素。对输高渗葡萄糖后血糖过高者可根据血糖及尿糖加入胰岛素,其用量变动于每 4～8g 葡萄糖加入 1U 胰岛素。正常儿童对葡萄糖的利用速度为 6～8mg/(kg·min)或 0.4～0.5g/(kg·h),最大不超过 12mg/(kg·min)或 0.7g/(kg·h)。输高渗葡萄糖时应考虑儿童对葡萄糖的耐受性,严重感染、严重创伤、大面积烧伤等应激状态下糖耐量下降,需提高热卡时应酌情给予胰岛素。

对无严重分解代谢的患儿,每日可给予 0.5g/kg 的蛋白质;对于有严重分解代谢的患儿,每日蛋白质量可提高到 1·5～2g/kg。所给蛋白质必须全部以必需氨基酸来补充,以免加重患儿的氮负荷。每克脂肪可提供 9 卡热量,若以 20%的乳化脂肪滴入则每 100ml 可提供约 200 卡热量,并减少液体负荷。而且乳化脂肪可通过周围静脉输入,对无条件作中心静脉营养的患儿是一种有效提供热卡的途径。脂肪乳剂的剂量为 1～4g/(kg·d)或不多于总热量的 40%。

(九)透析疗法

是治疗急性肾功能衰竭的极其重要的手段。临床上有血液透析疗法、腹膜透析疗法及血液滤过疗法三种。儿童腹膜面积与其体重之比大大高于成人,腹透的效率可达血透的 50%,而成人仅为 20%。但在儿童期,中心静脉及动脉插管较为困难,同时血透在婴儿期易引起血容量及血液动力学的较大波动。因此,儿童,尤其是在婴幼儿期,急性肾功能衰竭首先考虑腹膜透析,有凝血功能障碍的患儿也首先考虑腹膜透析。反之,严重创伤、严重感染、大面积烧伤、大手术后所致的急性肾功能衰竭,由于分解代谢旺盛,氮代谢废物积聚迅速,易于早期发生尿毒症综合征,故应首先考虑血液透析。结缔组织病、糖尿病、恶性高血压等病时,腹膜清除率常受损,亦应首先考虑血透。

早期透析,是预防或治疗尿毒症的合并症(如神经系统合并症、胃肠出血、心包炎、高血钾、肺水肿)的主要手段。

1.透析疗法的指征

(1)容量负荷过重,包括经药物处理后仍无法控制的高血压、心力衰竭及急性肺水肿。

(2)在高代谢状态下血钾>6.0mmol/L 或经保守疗法后血钾仍>6.5mmol/L。

(3)严重的代谢性酸中毒,pH 值<7.2 或 HCO_3^-<12mmol/L。

(4)BUN 急剧上升或>40mmol/L(120mg/dl)。

(5)继发于电解质紊乱或尿毒症的神经症状如昏迷、惊厥等。

2.透析疗法的合并症 腹膜透析的主要危险在于腹膜腔感染。国外腹膜透析的感染率为 3%~48%。血透的主要危险在于血流动力学改变,其感染率在 4%~12%,主要是静脉插管感染。

六、预后

急性肾功能衰竭总的病死率为 9%~72%。外科手术后及严重创伤合并肾功能衰竭的病死率较高。然而,即使在同一种病,也因患儿的年龄、伴随疾病、肾损害的严重程度以及营养支持的努力程度而有很大差异。

第七章　神经系统疾病

第一节　癫痫持续状态

癫痫持续状态指的是一次癫痫发作持续 30min 以上，或连续多次发作，发作间隙意识不恢复者。若不及时治疗，可因器官功能衰竭而死亡，或造成持久性脑损害后遗症，因而癫痫持续状态亦是癫痫的首发症状。

一、癫痫持续状态的临床分型

各型癫痫患者均可出现持续状态。可根据临床表现及脑电图对癫痫持续状态进行分类。首先分为全身性的及部分性的，进而分为惊厥性的及非惊厥性的。癫痫持续状态的国际分类如下。

（一）全身癫痫性持续状态

1.全身惊厥性癫痫持续状态

（1）强直-阵挛性癫痫持续状态（大发作）：①全身型癫痫持续状态；②开始为部分性的，继发为全身型的癫痫持续状态。

（2）强直性癫痫持续状态。

（3）阵挛性癫痫持续状态。

（4）肌阵挛性癫痫持续状态。

2.全身非惊厥性癫痫持续状态

（1）典型失神性癫痫持续状态。

（2）非典型失神性癫痫持续状态。

（3）失张力性癫痫持续状态。

（二）部分性癫痫持续状态

1.部分性惊厥性癫痫持续状态

（1）简单部分性癫痫持续状态。

(2)持续性部分性癫痫持续状态。

2.部分非惊厥性癫痫持续状态　部分非惊厥性癫痫持续状态指复杂部分性癫痫持续状态(精神运动癫痫持续状态)。

二、临床表现

(一)强直-阵挛性癫痫持续状态

强直-阵挛性癫痫持续状态又称大发作持续状态。强直-阵挛性发作连续反复出现,间歇期意识不恢复。开始时与一般强直阵挛发作相似,以后症状加重,发作时间延长,间隔缩短,昏迷加重。出现严重自主神经症状,如发热、心动过速或心律紊乱、呼吸加快或呼吸不整。血压开始时升高,后期则血压下降,腺体分泌增加,唾液增多,气管、支气管分泌物堵塞,以致上呼吸道梗阻,出现发绀。此外,常有瞳孔散大,对光反射消失,角膜反射消失,并出现病理反射。

这种发作类型可以从开始就表现为全身性强直阵挛发作,也可能由局限性发作扩展而来。患儿意识障碍程度与强直-阵挛发作所致脑缺氧、脑水肿有关,每次发作又可引起大脑缺氧、充血、水肿,多次反复发作后,则造成严重脑缺氧和脑水肿,而脑缺氧和脑水肿又可产生全身性强直-阵挛发作,形成恶性循环。

发作可持续数小时至数日。发作可以突然停止;或逐渐加长间隔,发作减轻,然后缓解。强直阵挛发作持续状态的病死率约为 20%,死因为呼吸循环衰竭、肺部感染、脑水肿或超高热等。

(二)半侧性癫痫持续状态

半侧性癫痫持续状态表现为半侧肢体抽搐,这一类型癫痫持续状态主要见于小儿。常见于新生儿或小婴儿。虽为半侧发作,但定位意义不大,可由于代谢紊乱(如低血钙、低血镁、低血糖等)或缺氧所引起,有时表现为左右交替性发作。

发作开始时双眼共同偏视,然后一侧眼睑和面肌抽搐,继而同侧上肢和下肢呈阵挛性抽动,发作持续时间长短不等,平均 1h 左右,间歇期数秒至 10min,有时更长些。

在发作间歇期常有神经系统异常体征,惊厥一侧的肢体可有偏瘫和病理反射。偏瘫程度轻重不等,常为暂时性瘫痪,称为"Todd 瘫痪"。若有脑器质性病变时,可出现永久性偏瘫。

如发作由局部开始(如面部或手指),然后扩展至整个半身者,其脑电图常在颞部、中央区或顶枕部有局限性异常。也有发作一开始就出现整个半身的阵挛性抽动;或表现为左右两侧交替发作,又称"半身性大发作"。其脑电图常表现为弥散性两侧同步性异常。这种发作是小儿癫痫的特殊类型,发作持续时间长,常表现为癫痫持续状态。

(三)局限性运动性癫痫持续状态

发作时抽动常见于面部,如眼睑、口角抽搐;也可见于拇指、其他手指、前臂或下肢。抽动持续数小时、数日、数周或数月。发作时意识不丧失,发作后一般不伴麻痹,又称为"持续性部分性癫痫"。多由于大脑皮层中央的局限性病灶所引起。常是病毒性脑炎、生化代谢异常引起的脑病所致,由肿瘤所引起者较少见。

也有些患儿局限性运动性癫痫泛化,继发成全身性强直阵挛发作持续状态。

(四)失神癫痫持续状态

多见于10岁以内原有癫痫的小儿。失神发作频频出现,呈持续性意识障碍,但意识并未完全丧失。发作持续时间长短不一,由数小时、数日甚至数月不等。半数病例在数小时内缓解。

因意识障碍程度不同可分为4种类型。

1.轻度意识障碍　思维反应变慢,表达迟钝,不易被发觉,但年长患儿自己可感觉到。

2.嗜睡　约7%患儿表现闭目,眼球上转,精神运动反应少,嗜睡。用力呼唤时,患儿可勉强回答,或用简单手势或单个字回答。不能自己进食,不能控制排尿,勉强行走时表现为步态蹒跚和行走困难。

3.显著意识混浊　患儿不说话或语音单调,少动,定向力丧失。患儿的感觉、思维、记忆、注意、认识、运用等高级神经活动都有障碍,有时误认为中毒性脑病或中枢神经变性病。

4.昏睡　表现为癫痫木僵状态,昏睡,闭目不动,仅对强烈刺激有反应,不能进食,膀胱括约肌失禁。有时可出现上肢不规则肌阵挛。

失神发作持续状态时,意识障碍程度时轻时重,发作可以自然缓解,或需用药后才能停止,有时可以进展为继发性全身性强直阵挛发作。典型的失神发作持续状态在发作时脑电图呈持续性双侧同步性、对称性3次/s棘慢波,短者持续数分钟,长者持续数日。

(五)精神运动性癫痫持续状态

精神运动性癫痫持续状态又称颞叶癫痫持续状态,可表现为长时间持续性的自动症及精神错乱状态。有时与失神癫痫持续状态很相似,需要依靠病史和脑电图特点来鉴别。失神癫痫的脑电图异常放电从开始就表现为双侧发作性放电。而精神运动性癫痫的脑电图先由一侧颞叶开始,然后向对侧扩散,成为继发性双侧放电。

（六）新生儿癫痫持续状态

新生儿期癫痫持续状态较常见，其临床多不典型，常表现为"轻微"抽动、呼吸暂停、肢体强直。发作形式易变，不定型，常常从某一肢体抽动转到另一肢体抽动，很少有典型的强直阵挛发作或整个半身的抽搐发作。

病因多样，如颅内出血、脑缺血缺氧性脑病、脑膜炎、代谢紊乱（低血钙、低血镁、低糖等）。

新生儿癫痫持续状态预后较差，死亡及后遗症均较高。

三、临床表现

不同年龄患儿中引起癫痫持续状态的原发病不同，持续状态的发作类型也与年龄有关。故癫痫持续状态的病因诊断，应首先考虑年龄因素。

癫痫持续状态如伴高热多为急性感染所致，此时首先应慎重排除颅内感染。典型病例诊断多无困难，但6个月以下婴儿，可无脑膜刺激征，应及时行脑脊液检查明确诊断。18个月以下的患儿，高热惊厥呈持续状态，或惊厥前发热已持续2～3天者，须认真排除颅内感染的可能。对无热性惊厥持续状态的患儿，则应详细询问患儿出生史、智力、体格发育状况、既往有无类似发作、有无误服毒物及药物史，有无脑外伤，突然停用抗癫痫药物史等。

了解发作为全身性或局限性、痉挛性或强直性，有无意识丧失等，有助于明确癫痫持续状态的发作类型。

如患儿发作前后均无神经系统阳性体征，则考虑原发性癫痫持续状态或因代谢异常所致。伴有其他特殊体征时，常可作为鉴别诊断的重要线索，如特殊面容、头颅、皮肤、骨关节、眼及眼底异常、多发性畸形等，常提示先天性或遗传代谢性疾病。对癫痫持续状态患儿应注意检查生命体征及瞳孔改变，以便及时给予紧急处理。

四、实验室及辅助检查

根据病情进行必要的化验及辅助检查以协助诊断。

1.血液检查　包括血常规，血中钙、磷、钠、氯含量，血糖，二氧化碳结合力、血气分析以及肝、肾功能，凝血酶原时间、血培养、抗癫痫药物血浓度测定等。

2.尿便检查　应进行尿、便常规，尿糖、酮体、三氯化铁、尿胆红素、尿胆原及尿氨基酸筛查等。

3.脑脊液检查　一般包括脑脊液常规、生化检查及细菌培养等。如有颅压增高征象时,应在紧急降颅压后再行腰穿,以防形成脑疝。如疑有颅内肿物则切忌腰穿。

4.头颅X线检查　如证实存在颅骨骨折,常有助于对外伤性癫痫的诊断。脑回压迹增多与增深是慢性颅压增高的表现;由于正常变异范围较大,故需结合临床表现全面分析。X线检查对局限性颅骨缺损亦有诊断价值。脑肿瘤及宫内感染等患儿头颅X线所示病理性钙化影,远不如CT扫描的阳性率高。

5.硬膜下穿刺　前囟未闭的小儿,当疑有硬膜下积液、积脓或血肿时,经颅骨透光检查证实后,可进行硬膜下穿刺明确诊断。

6.脑电图检查　常规脑电图检查有助于对癫痫的诊断。癫痫异常波形如棘波、尖波、棘慢波、高幅阵发慢波等的出现,可排除非癫痫性发作疾病,并可根据波形区分发作类型,以选择相应抗癫痫药物进行治疗,还可结合临床判断预后,有助于对颅内肿瘤、脓肿、瘢痕形成等颅内病灶的定位,但对定性诊断无意义。如经多次脑电图检查,并附加各种诱发试验,80%～90%患儿的脑电图常有异常表现。由于记录时间长,易发现异常放电,可提高癫痫的诊断率。对非惊厥性癫痫持续状态(如失神癫痫持续状态)及复杂部分性癫痫持续状态(精神运动癫痫持续状态),应用脑电图连续观察,十分重要,常有助于诊断与治疗。脑电图正常并不能排除脑病变的可能,脑电图异常程度与病情严重性也不完全一致。

7.脑超声波检查　脑超声波检查是诊断婴幼儿脑部病变安全、简便、易行的诊断技术。可用于诊断脑室扩大、脑内出血、脑肿瘤等脑实质性病变。适用于天幕上占位病变的诊断,可根据中线波移位的情况,判断病变所在部位。

8.CT扫描　对幕上肿瘤、脑室系统扩张、脑萎缩及脑结构改变诊断率最高;对颅内出血、脑脓肿、颅内钙化等也有诊断价值。

9.磁共振成像(MRI)　由于磁共振成像能获得解剖及组织化学的独特诊断信息,并具有安全性,近年来,在临床应用上已取得迅速进展。其优点在于不需经静脉或鞘内注射造影剂,且不通过离子性辐射即能辨别中枢神经系统的对比差别,特别是磁共振成像能显示颅后窝肿瘤及其血管性质。由于对软组织的对比度和血流的差异很敏感,常应用于CT难以辨别的脑水肿和血块的诊断;尚能显示婴儿发育过程中脑部髓鞘的形成。总之,MRI对小儿中枢神经系统病变很敏感,能早期检出微小病变,为非侵入性检查手段,无辐射危害。凡患儿以惊厥为主要症状,临床疑有颅内病变,CT检查正常者,以及为了证实脑发育异常、脱髓鞘脑病、脑血管病等为癫痫持续状态的病因时,均可进行MRI检查。

10.其他 包括染色体核型分析、智商测定及遗传代谢病特殊酶活性的测定等。

五、治疗

(一)治疗原则

(1)尽快控制癫痫发作,选择作用快、疗效好的抗癫痫药物,并采用静脉途径足量给药。

(2)维持脑及呼吸循环功能,保证氧的充分供应,避免发生缺氧缺血性脑损伤。

(3)预防及控制并发症。应特别注意避免过高热、低血糖、酸中毒、水和电解质代谢紊乱及脑水肿。并应维持药物的有效血浓度。

(4)发作停止后,应立即开始长期抗癫痫药物治疗,防止惊厥反复。

(5)尽快明确病因,及时进行病因治疗。

(二)一般治疗

确保患儿呼吸道通畅,及时清除鼻咽腔的分泌物。患儿头部应转向一侧,以防误吸与窒息。常规给氧,并注意退热,积极控制感染,纠正水和电解质代谢紊乱等。保持安静,禁止一切不必要刺激。

(三)抗惊厥药物

1.地西泮 地西泮是治疗各型癫痫持续状态的首选药物。地西泮的优点是作用快,静脉注射后1~3min即可生效,有时在注射后数秒钟就能停止惊厥。地西泮静脉注射剂量为每次0.25~0.5mg/kg,10岁以内小儿一次用量也可按每岁1mg计算。幼儿一次不得超得5mg,婴儿不超过2mg。地西泮原药液可不经稀释,直接缓慢静脉注射,速度1mg/min。因药量较小,不易保证缓慢注射,也可将原药液稀释后注射,用任何溶液(注射用水、0.9％盐水、5％葡萄糖液等)稀释均产生混浊,但不影响使用。注射过程中如惊厥已控制,剩余药液不必继续注入。如惊厥控制后再次发作,在第一次注射地西泮后20min可重复应用一次,在24h内可用2~4次。

应用地西泮时应密切观察呼吸、心率、血压。曾用过苯巴比妥或水合氯醛等药物时,更要注意呼吸抑制的发生。

地西泮水溶性较差,静脉注射时可能有沉淀,甚至发生血栓性静脉炎,所以在注入药后用少量0.9％盐水冲洗静脉。

地西泮静脉注射后数分钟即达血浆有效浓度,但在30~60min内,血浆浓度即降低50％,故应及时给予长效抗惊厥药。由于地西泮肌内注射吸收比口服还慢,所以在癫痫持续状态时,不宜采用肌内注射。

2.劳拉西泮 本药作用快,静脉给药数秒钟即达脑内,对各种类型持续状态均有效,很少有呼吸抑制。作用可持续 24～48h,偶尔有呕吐、幻觉等不良反应。每次 0.05～0.1mg/kg,最大一次量不超过 4mg,静脉注射 15min 后若仍有发作可再用一次。

3.咪达唑仑(咪唑安定) 为水溶性安定类药物。不良反应少,作用迅速,静脉注射每次 0.05～0.2mg/kg,肌内注射每次 0.2mg/kg。

4.苯妥英钠 本药脂溶性较强,静脉给药后 15min 即可在脑内达高峰浓度。由于苯妥英钠 70%～95% 与蛋白结合,只有 10% 具有抗惊厥作用,所以需用较大剂量。一次苯妥英钠负荷量为 15～20mg/kg,溶于 0.9% 盐水中静脉滴注,注入速度 1mg/(kg·min),不超过 50mg/min,12h 后给维持量,按每日 5mg/kg 计算。每 24h 给维持量 1 次。

应用苯妥英钠负荷量时,需注意注射速度不宜过快,注射太快可使血压下降、呼吸减慢、心率变慢,甚至心跳停止,注射时最好有心电监护。苯妥英钠与葡萄糖液相混时,可能形成沉淀,故应使用 0.9% 盐水稀释药物。

5.氯硝西泮 本药是较好的广谱治疗癫痫持续状态药物,一般用量 1 次 1～4mg,不超过 10mg,静脉或肌内注射,注射后可使脑电图的癫痫放电立即停止。对于非惊厥性癫痫持续状态也有较好的效果。本药在应用后可有肌弛缓或嗜睡等不良反应,要注意呼吸和循环的改变。

6.苯巴比妥 用其钠盐每次 5～10mg/kg,肌内注射。但本药作用较慢,注入后 20～60min 才能在脑内达到药物浓度的高峰,所以不能立即使发作停止,但在地西泮等药控制发作以后,可作为长效药物使用,具有较好的效果,负荷量按 15～20mg/kg 计算,分 2 次肌内注射,2 次中间间隔 2～4h。24h 给维持量,每日 3～5mg/kg。注射苯巴比妥时,要密切注意呼吸抑制的发生,应准备好气管插管和人工呼吸机。

7.副醛 抗惊厥作用较强,疗效较好且安全,发生呼吸抑制者较少。但本药由呼吸道排出,婴儿及肺炎者慎用,每次 0.2ml/kg 肌内注射,也可肛门给药,每次 0.3～0.4ml/kg,最大量 8ml,用花生油稀释后灌肠。最好在肠内保留 20～30min,必要时 1h 后可重复一次。本药与塑料管可发生反应并产生毒性物质,所以不宜用塑料管或一次性注射器注射。

8.硫喷妥钠 属于快速作用的巴比妥类药物,在其他药物无效时可试用,可肌内注射或静脉缓慢注射。由于此药有引起中枢性麻痹的不良反应,所以要慎用。用时要先准备好气管插管及人工呼吸机。将硫喷妥钠 0.25g 用 10ml 注射用水稀释,按 0.5mg/(kg·min)的速度缓慢静脉注射,惊厥停止后不再继续推入药液。最大剂量每次 5mg/kg。

(四)维持生命功能,预防并发症

对于癫痫持续状态的小儿要采取严密的监护措施,要保持呼吸道通畅,维持正常呼吸、循环、血压、体温,并避免发生缺氧缺血性脑损伤。由于患儿多处于昏迷状态,故应静脉输液以维持水电解质平衡,供给足够的热量。开始时输液量限制在每天 $1000\sim1200ml/m^2$ 体表面积。监测出入量,发热时,要进行物理降温、擦浴,或用亚冬眠疗法。还要注意避免低血糖所引起的不良后果。可静脉注入葡萄糖,使血糖维持在 8.4mmol/L 左右。在癫痫持续状态时常发生脑水肿继发性颅内压增高,可应用地塞米松抗炎及甘露醇脱水等药。

(五)寻找病因,进行病因治疗

原来已有癫痫的患儿,发生癫痫持续状态最常见的原因是突然停用抗癫痫药物,也可能由于感染、中毒、严重应激反应、睡眠不足等诱因引起,应找出原因给予对症治疗。对于原来没有癫痫病史的患儿,应根据病史、体检及实验室检查寻找原因。也有部分癫痫患儿,第一次发作的形式就是癫痫持续状态。

(六)长期应用抗惊厥药

对于所有癫痫持续状态的患儿,不论原来是否有癫痫史,在本次发作控制以后,都应使用抗癫痫药,在原发病(如感染、高热)尚未完全控制之前,用量宜稍大,数日后改用维持量,以避免在近期内癫痫复发。

第二节　小儿惊厥

惊厥是由多种原因所致的暂时性脑功能障碍,是大脑神经元异常放电的结果。惊厥发作时表现为全身或局部肌肉强直或阵挛性抽搐,多伴有程度不等的意识障碍。凡能造成神经元兴奋过高的因素,如脑缺血、缺氧、缺糖、炎症、水肿、坏死、变性等,均可导致惊厥。

一、诊　断

1.病史　病史中要了解惊厥发作的类型、持续时间、意识状态及伴随症状,既往有无类似发作等;还要询问有无头颅外伤史、误服有毒物质或药物历史;询问有无感染、发热及与惊厥的关系。

分析惊厥的病因时要注意年龄的特点,新生儿期常见产伤、窒息、颅内出血、低血糖、低血钙、败血症、化脓性脑膜炎等;婴儿期常见低钙血症、脑损伤后遗症、脑发育畸形、脑膜炎、高热惊厥、婴儿痉挛症(West综合征)等;幼儿期常见高热惊厥、颅内感染、中毒性脑病、癫痫等;学龄期以癫痫、颅内感染、中毒性脑病、脑瘤、脱髓鞘病多见。

还要注意惊厥发作的季节特点,春季常见流行性脑脊髓膜炎,夏季常见中毒型细菌性痢疾,夏秋季多见流行性乙型脑炎,冬季常见肺炎、百日咳所致中毒性脑病、低钙血症等,上呼吸道感染所致的高热惊厥一年四季均可见到。

2.体检　惊厥发作时应注意观察抽搐的形式是全身性发作或局限性发作及惊厥时的意识状态。除一般体格检查外,还应注意皮肤有无皮疹、出血点、色素斑等。神经系统检查要注意头颅大小及形状、囟门、颅缝、瞳孔、眼底。运动系统检查注意肌张力、有无瘫痪,有无病理反射及脑膜刺激征,身体其他部位有无感染灶,外耳道有无溢脓、乳突有无压痛等。

3.辅助检查　除血、尿、便常规检查外,根据需要选择性作血电解质测定和肝肾功能、血糖等化验。

凡原因不明的惊厥,特别是有神经系统特征或怀疑颅内感染时,均应做脑脊液检查。但有视盘水肿或其他颅内高压体征时,可暂缓腰椎穿刺,待应用脱水药物后再进行检查。

待惊厥控制后根据需要选择进行头颅X线、脑电图、CT、磁共振成像(MRI)或SPECT检查。

二、治疗

惊厥是急诊症状,必须立即处理,其治疗原则为:①及时控制发作,防止脑损伤,减少后遗症;②维持生命功能;③积极寻找病因,针对病因治疗;④防止复发。

(一)急救处理

患儿平卧,头转向一侧,以防窒息及误吸;保持气道通畅,及时清除口鼻分泌物;有效给氧;减少患儿刺激,保持安静,不要强行置压舌板于齿间;体温过高时采取降温措施;已窒息或呼吸不规则者宜人工呼吸或紧急气管插管。

(二)抗惊厥药物的应用

如用一种时,剂量偏大,一般两种联用以迅速止惊。

1.地西泮(安定)　每次0.25～0.5mg/kg或1mg/岁(10岁以内)静脉缓慢注射(<1mg/min),用盐水或糖水稀释时产生混浊但不影响效果。脂溶性高,易入脑,注射后1～3min即可生效,疗程短(15～20min),必要时20min后重复应用。气管

内给药的作用与静脉途径一样有效和快速,肌内注射吸收比口服和灌肠更慢,故止惊时不宜采用。

2.氯硝西泮(氯硝基安定) 每次 0.02～0.1mg/kg 静脉注射或肌内注射,速度不超过 0.1mg/s。

3.苯巴比妥 每次 5～10mg/kg,肌内注射,需 20～60min 后才能在脑内达到药物浓度高峰,半衰期长达 120h,故在地西泮等药物控制后作为长效药物使用。新生儿或小婴儿惊厥,可首次给予负荷量 15～25mg/kg(<300mg/次),分 2 次隔30min 肌内注射,然后按 5mg/(kg·d)维持给药。不良反应可抑制呼吸和血压。

4.苯妥英钠 负荷量为 15～20mg/kg(极量<1g/d),速度宜慢[<1mg/(kg·min)],应用时应同时监测血压和心电图的 PR 间期。

(三)病因处理

密切监测惊厥发生与持续时间,意识改变,生命体征变化和神经系统体征,动态观察血清电解质、血糖的变化。无热惊厥的新生儿可首先给予 50% 葡萄糖每次1～2ml/kg,25% 硫酸镁(稀释成 2.5%)每次 0.2～0.4ml/kg。持续惊厥,伴高热、昏迷、循环呼吸功能障碍者,应考虑中枢神经系统病变和全身性疾病,给予脱水降颅压、抗感染、抗休克等处理;原发性癫痫者应长期予抗癫痫治疗。

(四)惊厥持续状态的抢救原则

1.选择强有力的抗惊厥药物,及时控制发作,先用地西泮,无效时用苯妥英钠,仍不止用苯巴比妥,仍无效用副醛,均无效者气管插管后全身麻醉。尽可能单药足量,先缓慢静脉注射一次负荷量后维持,不宜过度稀释。所选药物宜奏效快、作用长、不良反应少,根据发作类型合理选择。

2.维持生命功能,防治脑水肿、酸中毒、呼吸循环衰竭,保持气道通畅,吸氧,输液量为 1000～1200ml/(m²·d)。

3.积极寻找病因和控制原发疾病。

第三节 病毒性脑膜炎

【概述】

中枢神经系统病毒感染的临床表现多种多样,以急性无菌性脑膜炎或脑炎最为常见。无菌性脑膜炎主要指病毒性脑膜炎,常见致病病毒为肠道病毒、Ⅱ型疱疹病毒等。主要特征是脑膜刺激症状和脑脊液细胞数增多,预后大多良好。

【诊断依据】

1.病史　疾病初期可有肠道或呼吸道感染史。

2.临床表现　急性起病,病程相对较短,临床多有发热、头痛、呕吐,体检可见颈项强直,Kerning 征和 Brudzinski 征阳性,部分病例由于轻微脑实质受累表现出不同程度的意识障碍,如易激惹、嗜睡或昏睡等。早期可出现惊厥发作,一般无瘫痪、昏迷或惊厥持续状态等严重脑实质损害症状。不同病毒感染,其神经系统外的伴随症状不同。腮腺炎脑膜炎常有涎腺肿痛,肠道病毒感染可伴皮疹,EB 病毒感染常伴淋巴结肿大或肝区轻触痛及皮疹,年长儿 HSV-2 感染伴生殖器疱疹。

3.辅助检查

(1)脑脊液:蛋白略增高,糖和氯化物正常。细胞数轻度增多,早期以中性粒细胞为主,以后则以淋巴细胞为主。

(2)脑电图:弥漫性慢波增多,个别有痫样放电,随病情好转脑电图异常逐渐恢复。

(3)病原学检查:病毒分离和血清学试验是明确病因的基本方法。可于发病早期采集标本分离病毒;血清学试验一般采用发病早期和恢复期双份血清或脑脊液,如有 4 倍以上滴度升高可确诊。

【治疗】

1.一般治疗　大多无特异性治疗,急性期注意维持水与电解质平衡及适当营养。

2.对症治疗　高热者及时降温;过度兴奋、躁动或惊厥者,给予镇静、止惊药物;颅内高压者给予脱水剂。

第四节　病毒性脑炎

【概述】

病毒性脑炎是急性病毒性神经系统感染的常见和严重类型,以弥漫性或局灶性脑实质炎症为特征。中枢神经系统病毒感染的临床表现多种多样,以急性无菌性脑膜炎或急性脑炎最为常见,除少数病毒外,多数诊断困难,也缺乏特效治疗方法,主要为对症处理,预后一般良好;但重者可有肢体瘫痪、癫痫、智能减退等后遗症,或因脑损害严重,高颅压、脑疝而死亡。

【诊断依据】

1.病史　部分脑炎如乙脑、麻疹脑炎、脊髓灰质炎等可有相应流行史或阴性预防接种史。

2.临床表现　与脑膜炎或脑膜脑炎有相似的临床表现,如发热、头痛、疲乏等。典型脑炎具有脑实质受累的明显症候,常见者如意识障碍、行为异常、惊厥发作,早期即可出现严重的高颅压表现;部分患儿精神异常,行为紊乱、记忆及定向异常、幻错觉,也可有情感障碍、兴奋躁动或思维紊乱。因病脑多数同时累及脑膜,故可出现脑膜刺激征,但不如细菌性脑膜炎明显。

3.辅助检查

(1)脑脊液:细胞数增多,早期以中性粒细胞为主,以后则以单核、淋巴细胞为主。蛋白轻度增多,糖、氯化物正常。免疫球蛋白急性期增高,以 IgM 明显。

(2)血清学检查:测定血、脑脊液的双份血清抗体,比较急性期与恢复期病毒抗体滴度的变化,如有 4 倍以上增高,则有诊断意义,急性期测定特异性病毒 IgM 抗体有助于早期诊断。

(3)脑电图:多表现为弥漫性或局限性慢波,亦可伴有棘波、尖波等,单纯疱疹病毒性脑炎病例,在额颞区有特征性的低幅慢波背景上周期性出现 $1\sim5s$ 的高幅慢波或尖波。

(4)CT 或 MRI 检查可见脑水肿、梗死、出血、坏死或软化。

【治疗】

1.一般治疗　急性期卧床休息,加强护理,注意生命体征变化,及时处理。

2.病因治疗　疱疹病毒类感染可给予抗病毒药物:阿昔洛韦(无环鸟苷)、碘苷(疱疹净)。

3.对症治疗

(1)积极控制惊厥(第 2 章第五节惊厥)。

(2)控制脑水肿及颅高压:甘露醇、呋塞米(速尿)快速静脉注射,重症可短程应用肾上腺皮质激素,每日液体入量在 $800\sim1000ml/m^2$。

(3)退热。

4.其他　输新鲜血或血浆,每次 $5\sim10ml/kg$,每日 1 次,或大剂量丙种球蛋白输注,每次 $100\sim400mg/kg$,每日 1 次,连用 $3\sim5d$。

第五节 细菌性脑膜炎

【概述】

细菌性脑膜炎又称化脓性脑膜炎(简称化脑),是化脓菌所引起的中枢神经系统感染。主要临床特征是急性起病,发热、头痛、呕吐或惊厥,重者伴意识障碍,体检常见脑膜刺激征或颅内压增高征,脑脊液出现化脓性改变。引起化脑最常见的细菌为肺炎链球菌及流感嗜血杆菌。婴幼儿发病者占大多数,80%的病例年龄<1岁。治疗措施以应用抗生素及对症治疗为主,早期诊断和恰当的治疗是改善本病预后的关键。

【诊断依据】

1.病史

2.临床表现

(1)前驱感染症状:常有上呼吸道感染或皮肤感染等引起的非特异性症状等。

(2)非特异性表现:系全身感染或菌血症期所出现的非神经系统征候。包括发热、倦怠和食欲下降、上呼吸道感染症状,皮肤瘀斑、紫癜或充血性皮疹等。小婴儿早期可表现为易激惹、烦躁哭闹及目光呆滞。

(3)中枢神经系统表现:①脑膜刺激征,为脑膜炎特征性表现,包括脊痛、颈项强直、Kerning 征和 Brudzinski 征等。但在幼婴,这些表现可不明显。②颅内压增高征,典型表现为剧烈头痛和喷射性呕吐,婴儿可出现前囟膨隆、紧张或骨缝增宽。如病程较长可见展神经麻痹或视盘水肿。严重者可出现去皮质和去皮质强直体位、谵妄或脑疝。③局灶体征,一般由于血管闭塞引起,常见者有偏瘫、感觉异常、脑神经受累等。④惊厥。⑤意识障碍,表现为嗜睡、谵妄、迟钝和昏迷,常提示预后不良。

(4)新生儿化脑:起病隐匿,缺乏典型症状和体征。可有发热或体温不升、呼吸节律不整、心率减慢、拒乳、呕吐、发绀、黄疸等非特异性症状。查体常见前囟紧张,很少出现典型的脑膜刺激征,易误诊。

(5)并发症:①硬脑膜下积液,起病 7~10d 后,经有效治疗 3d 左右体温不降,或退而复升。病程中进行性前囟饱满、颅缝分离、头围增大等颅内压增高征象,或出现意识障碍、惊厥发作或其他局灶性体征,颅透照或头颅 CT 扫描有助于确诊。②脑室管膜炎,多见于小婴儿革兰阴性杆菌脑膜炎,侧脑室穿刺可确诊。③脑积水,新生儿、小婴儿多见,表现为进行性颅压增高。④抗利尿激素(血管升压素)异常分泌增多征,引起血钠降低和血浆渗透压下降(脑性低钠血症),加重脑水肿、意识障碍。

3.辅助检查

(1)血常规:白细胞总数明显增高,分类以中性粒细胞为主,伴核左移,重症患儿白细胞总数减少。

(2)脑脊液:典型者外观浑浊,压力增高;细胞数显著增多,$(500\sim1000)\times10^6/L$以上,以中性粒细胞为主;革兰染色涂片找菌可阳性;蛋白增高,多$>1g/L$,糖含量显著降低。

(3)病原学检查:未用抗生素前,进行血培养及病灶分泌物的涂片或培养对明确致病菌有重要价值。

【治疗】

1.一般治疗　支持治疗,注意观察病情变化及生命体征。

2.病因治疗　对怀疑化脑患儿,腰穿后立即开始抗生素治疗。药物选择对常见致病菌敏感且容易透过血-脑脊液屏障者,多用三代头孢菌素类。

(1)如病原菌不明,则联合应用抗生素。如青霉素联合氯霉素、青霉素联合氨苄西林;或三代头孢菌素,如头孢噻肟,$100\sim200mg/kg$;对β-内酰胺类过敏者可选用氯霉素,$100mg/kg$,分4次静脉注射。抗生素治疗应维持$10\sim14d$以上,如疗效不理想或病情反复,应考虑有关并发症可能,或更换抗生素。

(2)病原菌培养阳性者结合药敏试验结果选用抗生素。①流感杆菌脑膜炎:氨苄西林,疗程$2\sim3$周;②肺炎链球菌脑膜炎:青霉素疗程$10\sim14d$,如耐药换用头孢三代、氯霉素或万古霉素;③奈瑟脑膜炎双球菌脑膜炎青霉素或头孢三代菌素治疗$7\sim10d$。

3.对症治疗　①颅高压、脑水肿者给予脱水剂;②高热者及时降温;③过度兴奋、躁动或惊厥者,给予镇静、止惊药物;④并发症治疗:硬膜下积液,量多者及时穿刺放液,首次引流不超过$15ml$,以后每次不超过$30ml$,合并积脓者可局部注射抗生素;脑室管膜炎应采用侧脑室外引流,并脑室内局部用药。

4.其他治疗　急性期在有效使用抗生素的同时,可加用肾上腺皮质激素,多用地塞米松,每日$0.2\sim0.5mg/kg$,疗程$3\sim7d$。

第六节 结核性脑膜炎

【概述】

结核性脑膜炎是儿童原发性结核常见而严重的并发症,好发于婴幼儿,常在原发感染结核后1年内发生。结核菌多数经血行侵入中枢神经系统,有渗出性和增殖性改变,主要是软脑膜炎,蛛网膜下腔大量渗出物,从而导致脑膜脑炎、局限性脑梗死、脑积水。临床主要表现为脑膜刺激症状、脑神经及脑实质损害、颅高压症状。如诊断延误或治疗不当,后遗症发生率及病死率较高。

【诊断依据】

1. 病史 有结核接触史,尤其近期接触开放性肺结核患者对诊断有重要意义,或尚未接种卡介苗,或近期患麻疹、百日咳等传染病。

2. 临床表现

(1)一般症状:主要为结核中毒症状,如发热、疲乏、盗汗、食欲下降、消瘦、性情改变等。

(2)神经系统症状:①脑膜症状,头痛、呕吐、颈抵抗,Kering 征阳性,婴幼儿哭声尖、角弓反张;②脑神经症状,最常见为展神经、动眼神经、面神经受累,出现复视、斜视、眼睑下垂、眼外肌麻痹、面瘫等;③脑实质损害症状,偏瘫、失语、多动精神错乱、昏迷等;④颅高压症状,头痛、呕吐、嗜睡、视盘水肿、前囟饱满,有的呼吸、脉搏减慢;⑤脊髓症状,截瘫、尿潴留、神经根痛等。

3. 辅助检查

(1)结核菌素试验多呈阳性。

(2)血沉增快。

(3)脑脊液:压力增高,外观正常或呈毛玻璃样浑浊,静置后半数出现白色薄膜;白细胞增多,$(50\sim500)\times10^6/L$,以淋巴细胞为主,糖及氯化物降低,蛋白增高;涂片染色找结核杆菌可阳性,细菌培养阳性率低。针对结核菌 DNA 的分子探针检查快速、敏感,但特异性不强,假阳性率高。

(4)胸部 X 线检查可发现结核病灶,主要是粟粒性肺结核和原发性肺结核。

(5)眼底检查有时可发现结核结节。

(6)脑部 CT 检查可发现脑膜钙化、脑积水、软化灶、结核球等病变。

【治疗】

应用以抗结核药物为基础的综合治疗,早期用药是关键。

1.支持治疗　饮食高营养及维生素丰富,注意水与电解质平衡等。

2.抗结核药物　原则是早期、适量、联合、全程、规律用药。轻症、早期、初治可采用异烟肼加链霉素两联治疗;重症、晚期采用三联治疗。

(1)异烟肼:首选药物,每日 10～15mg/kg,轻者顿服,重者前 2 周静脉给药,后改口服,疗程为 1 年到 1 年半,用药期间应同时服用维生素 B_6 以预防周围性神经病。

(2)利福平:首选药物之一,与异烟肼合用,每日 10～15mg/kg 空腹顿服,疗程 6～9 个月,对肝脏损害较大,服药期间应监测肝功能。

(3)链霉素:用于结核性脑膜炎的急性炎症反应期,每日 20～30mg/kg,肌内注射 1 次,2～3 个月后根据病情可改为隔日 1 次,疗程最长 6 个月。密切观察其对第 8 对脑神经的损害,眩晕、呕吐、共济失调等,以便及时停药。

(4)吡嗪酰胺:每日 20～30mg/kg,分 2 或 3 次口服,疗程 3 个月左右。

(5)乙胺丁醇:不可单独使用,每日 15mg/kg,疗程 6 个月至 1 年,有引起球后视神经炎副作用,建议最好不用于 13 岁以下儿童。

3.激素治疗　肾上腺皮质激素可以缓解结核中毒症状,降低颅内压,防治脑水肿的发生。泼尼松每日 1.5～2mg/kg,最大不超过 40mg;地塞米松每日 0.3～0.4mg/kg;氢化可的松每日 5mg/kg。急性期静脉给药,1～2 周后改为口服,逐渐减量,疗程 2～3 个月。

4.鞘内注射　晚期患儿或常规治疗不佳者可采用鞘内注射,常用异烟肼和激素,每日 1 次,2～4 周病情好转后逐渐延长注射间隔至停药。

5.对症治疗　脱水降颅压,镇静,降温退热,扩血管改善脑循环,营养神经等。

参 考 文 献

1.江忠,宫琦.简明儿科常见疾病诊疗及护理.上海:同济大学出版社,2014

2.夏慧敏,龚四堂.儿科常见疾病临床诊疗路径.北京:人民卫生出版社,2014

3.罗慢丽,严慧,张收敏.儿科危急重症.北京:化学工业出版社,2013

4.程力平,张群威,杨亚东.实用儿科疾病诊疗手册.西安:西安交通大学出版社,2014

5.魏克伦.儿科诊疗手册(第二版).北京:人民军医出版社,2013

6.洪庆成,王薇.实用儿科新诊疗.上海:上海交通大学出版社,2011

7.李亚伟.儿科疾病诊断技术.西安:第四军医大学出版社,2012

8.姜红.儿科程序诊疗手册.北京:化学工业出版社,2010

9.王一彪,王纪文.儿科常见病诊疗思维.北京:人民军医出版社,2008

10.蔡维艳.儿科疾病临床诊疗学.北京:世界图书出版公司,2013

11.王欲琦,史胜平,梁红.儿科疾病诊疗常规.北京:军事医学科学出版社,2008

12.文飞球.儿科临床诊疗误区.长沙:湖南科学技术出版社,2015

13.金玉莲.基层儿科医师诊疗大全.安徽:安徽科学技术出版社,2013

14.刘小红,段涟.儿科手册.北京:科学出版社,2008

15.于作洋.儿科疾病.中国中医药出版社,2007

16.薛征.儿科疾病.北京:科学出版社,2011

17.童笑梅,汤亚南.儿科疾病临床概览.北京:北京大学医学出版社,2012

18.黄力毅,李卓.儿科疾病防治.北京:人民卫生出版社,2015

19.庄思齐.儿科疾病临床诊断与治疗方案.北京:科学技术文献出版社,2012